Irfan Ali
Basavaraj Patthi
Ashish Singla

Fluoreto sistémico

Irfan Ali
Basavaraj Patthi
Ashish Singla

Fluoreto sistémico

ScienciaScripts

Imprint

Cover image: www.ingimage.com

This book is a translation from the original published under ISBN 978-620-2-30750-5.

Publisher:
Sciencia Scripts
is a trademark of
Dodo Books Indian Ocean Ltd. and OmniScriptum S.R.L publishing group

120 High Road, East Finchley, London, N2 9ED, United Kingdom
Str. Armeneasca 28/1, office 1, Chisinau MD-2012, Republic of Moldova, Europe
Printed at: see last page
ISBN: 978-620-8-24985-4

ÍNDICE

CAPÍTULO 1

O flúor é um elemento, o 9º da tabela periódica. O flúor é altamente reativo e só se encontra naturalmente numa forma combinada com outros elementos (um composto). Quando o flúor ganha um eletrão (quando se combina com outros elementos) é chamado fluoreto ou ião fluoreto e é abreviado F- (F menos). É esta forma de flúor que se encontra na água fluoretada. O flúor é um composto natural que pode ajudar a prevenir a cárie dentária. O flúor é um elemento abundante na crosta terrestre sob a forma de ião fluoreto. O flúor é um elemento abundante na crosta terrestre sob a forma de ião fluoreto. Como gás, nunca ocorre no seu estado livre na natureza, existindo apenas em combinação com outros elementos como um composto de fluoreto[1] . Os compostos de fluoreto são componentes dos minerais das rochas e do solo. A água passa sobre as formações rochosas e dissolve os compostos de fluoreto presentes, libertando iões de fluoreto. O resultado é que pequenas quantidades de fluoreto estão presentes em todas as fontes de água. Geralmente, as fontes de água de superfície, como lagos, rios e riachos, têm níveis muito baixos de flúor. Por exemplo, o nível de flúor do Lago Michigan é de 0,17 ppm. À medida que a água se move através da terra, entra em contacto com os minerais que contêm flúor e transporta os iões de flúor. A concentração de flúor nas águas subterrâneas varia de acordo com factores como a profundidade a que a água é encontrada e a quantidade de minerais que contêm flúor na área. Nos Estados Unidos, o nível natural de fluoreto nas águas subterrâneas varia de níveis muito baixos a mais de 4 ppm. O nível de flúor nos oceanos varia de 1,2 a 1,4 ppm. O flúor está naturalmente presente, até certo ponto, em todos os alimentos e bebidas, mas as concentrações variam muito[2] . O fluoreto na água existe na forma dissociada, ou seja, o ião fluoreto. O flúor na água é incolor, inodoro e insípido.

A utilização de fluoretos para fins dentários teve início no século XIX. As primeiras ideias inteiramente especulativas levaram ao desenvolvimento de comprimidos contendo flúor na década de 1890. Este aspeto do flúor e da saúde dentária ficou então adormecido durante mais de 40 anos. A primeira referência a um papel profilático do flúor pode muito bem ter sido feita por Erhadt em 1874. A importância do flúor foi enfatizada por Sir James Crichton Browne numa alocução ao Eastern Counties Branch da British Dental Association em 1892. Em 1908, o British Dental Journal, sob o título "Calcium fluoride in therapeutics", dedicou mais de meia página a um resumo de uma revista farmacêutica francesa sobre dosagens de flúor. O artigo referia o efeito benéfico do flúor na cicatrização das fracturas ósseas e afirmava que era "geralmente reconhecido" que o flúor é necessário para a saúde dos dentes. Um pó receitado por A. Robin incluía carbonato de magnésio e de cálcio, trifosfato de cálcio, fluoreto de cálcio e um grama de açúcar branco 3.

O flúor está disponível em diferentes formas e existem diferentes modalidades de administração de fluoretos. Atualmente, são utilizadas duas categorias básicas de entrega:

a. Sistémico: A forma de flúor é ingerida através de água, sal, açúcar e leite ou comprimidos, suplementos dietéticos ou alimentares.

b. Tópica: O flúor é fornecido através da aplicação caseira/autónoma de dentífricos, enxaguamentos ou géis e da aplicação profissional de produtos de maior concentração no consultório dentário, etc.

A utilização de flúor fortalece o esmalte dos dentes e reduz os efeitos nocivos da placa bacteriana. O flúor também torna toda a estrutura dentária mais resistente à cárie e promove a remineralização, que ajuda a reparar a desmineralização precoce antes mesmo de os danos serem visíveis. A administração sistémica envolve a suplementação de flúor utilizando água potável, sal de mesa ou suplementos alimentares. Tanto a fluoretação da água como a do sal são consideradas extremamente rentáveis na prevenção da cárie dentária. A fluoretação da água é considerada pelos Centros de Controlo e Prevenção de Doenças dos EUA como uma das 10 grandes realizações de saúde pública do século XX[4]

A fluoretação da água é utilizada para atingir vários objectivos ao mesmo tempo. Inicialmente, serviu os complexos militares-industriais dos EUA e da União Soviética como uma forma conveniente de eliminar um subproduto de resíduos tóxicos utilizado em grandes quantidades pela indústria do alumínio e em quantidades ainda maiores para enriquecer urânio desde que a América e a antiga União Soviética construíram as suas primeiras bombas atómicas. Com a ajuda de ciência fraudulenta e uma campanha maciça de relações públicas, o flúor adicionado à água potável em baixas concentrações foi vendido nos EUA como uma medida de saúde pública para combater a cárie dentária.

O homem que teve o maior impacto no início da história da fluoretação da água foi o Dr. Frederick McKay, que chegou a Colorado Springs, Colorado, em 1901, no ano seguinte à sua graduação na Faculdade de Medicina Dentária da Universidade da Pensilvânia. Frederick McKay diagnosticou a coloração do esmalte dentário devido à concentração anormal de flúor na água, que era conhecida como "Coloraldo Brown Stains" e que mais tarde foi especificada como "esmalte mosqueado" ou "fluorose endémica crónica do esmalte". Diz-se que este foi o primeiro período de fluorose dentária, ou seja, de 1901-1933.

Durante a década de 1930 e o início da década de 1940, H Trendley Dean e os seus colegas do National Institutes of Health dos EUA publicaram uma série de estudos epidemiológicos que descreviam a relação entre o nível de flúor naturalmente presente nas águas de consumo público e a prevalência e gravidade da fluorose dentária. Este foi considerado o segundo período de fluoretação.

O terceiro período, designado por Frank McClure como o "momento da verdade na história da fluoretação", teve início a 25 de janeiro de 1945, até à data, quando Grand Rapids, Michigan, EUA, se tornou a primeira cidade do mundo a ajustar a concentração de fluoreto na água para um nível que se espera que promova a saúde dentária.

Investigações efectuadas no início da década de 1940 revelaram que o flúor era cariostático através de efeitos pré-eruptivos. Eles descobriram que a cárie dentária era causada por bactérias na boca. Estas bactérias produzem ácido que remove os minerais da superfície do dente ("desmineralização"), levando à formação de cáries. O flúor promove a remineralização do esmalte, evitando que as cáries continuem a formar-se.

Durante as décadas de 1950 e 60, no Canadá, as seguintes cidades começaram a fluoretar a água potável: Toronto, Halifax, Saskatoon, Oshawa, Pointe-Claire, Dartmouth, Brandon, Dorval e Red Deer. Desde meados dos anos 50 até aos dias de hoje, tem havido um esforço nacional para implementar a fluoretação da água em todas as comunidades que têm água potável tratada. A evidência mundial que apoia a fluoretação da água continua a crescer. A Associação Dentária Canadiana, a Associação Dentária Americana, a Organização Mundial de Saúde e o Serviço de Saúde Pública dos EUA e os seus Centros de Controlo de Doenças continuam a apoiar a fluoretação da água, mas também continuam a monitorizar os efeitos do flúor na saúde. Atualmente, em todo o mundo, mais de 400 milhões de pessoas em mais de 60 países beneficiam da fluoretação da água .[5]

Uma das objecções à fluoretação da água é que limita a escolha do consumidor. Uma das maiores atracções do sal fluoretado é que pode ser vendido como alternativa fluoretada à água potável com a mesma eficácia que a água fluoretada. Os primeiros estudos sobre a eficácia do sal fluoretado foram realizados entre 1965 e 1985 na Colômbia, Hungria e Suíça. O sal doméstico fluoretado está à venda na Suíça desde 1955, inicialmente a 90 mg F/kgsalt. Uma reavaliação da ingestão de sal resultou numa decisão de aumentar o nível de flúor em 1983 para 250 mg F/kg de sal. O trabalho de Toth (1976) sobre a eficácia da fluoretação do sal doméstico na Hungria mostrou que é eficaz na prevenção de cáries, tendo sido registadas reduções de 46% com a utilização de 250 mg F/kg de sal[6] . Mais tarde, quando o nível foi aumentado para 350 mg F/kg de sal, foram registadas reduções de cáries da ordem dos 60% (Marthaler T (1983). A fluoretação do sal também tem sido utilizada em Espanha, Colômbia, Jamaica, Costa Rica e México, com programas planeados para a Alemanha e Brasil (Marthaler, comunicação pessoal, 1992). A venda de sal doméstico fluoretado a 250 ppm foi autorizada em toda a França[7]

Uma vez que o leite é um alimento amplamente utilizado e recomendado, a adição de flúor ao leite pareceu uma abordagem sensata para a prevenção de cáries. O interesse da Borrow Dental Milk Foundation, sediada no Reino Unido, tem sido um fator importante na investigação contínua do leite fluoretado como agente preventivo das cáries.

Parece haver razões teóricas válidas para adicionar flúor ao açúcar como forma de prevenir a cárie dentária (Luoma,1985). Os dados clínicos disponíveis sobre a eficácia do açúcar fluoretado são ainda muito limitados. Isto deve-se ao facto de a adição de flúor ao açúcar poder permitir à indústria açucareira promover o seu produto de forma mais agressiva e, assim, levar a um maior consumo de açúcar numa comunidade. No entanto, parece que existem muitas comunidades nos países em desenvolvimento onde o consumo de açúcar está a aumentar e onde a adição de flúor ao açúcar é provavelmente uma das poucas estratégias de prevenção da cárie que são viáveis. Recentemente, a OMS, em cooperação com a Organização Mundial de Investigação do Açúcar (WSRO), criou um grupo de trabalho para analisar a viabilidade da utilização de açúcar fluoretado como estratégia de prevenção das cáries em algumas comunidades. Os projectos de investigação encomendados pelo grupo sugerem que seriam necessários 10-20 ppm (10-20 mg de flúor por quilograma de açúcar).[8]

CAPÍTULO 2

HISTÓRIA DO FLÚOR :[9]

1530	Fluorine in the form of fluorspar was first described by a German physician George Bauer, through his book "De re metallica".
1803	Count Carlo Morozzo of Italy found elephant fossil skeleton, which contained organic substance, carbonic acid, fluoric acid.
1805	Morichini found fluoric acid in human teeth and claimed that fluoric acid is a main component of dental enamel.
1805	Joseph Louis Gay-Lussac claimed that the enamel of teeth is especially rich in "fluate" of lime as the fluoride was called then and the canine teeth contain more of the fluate than the other teeth.
1806	Neither tooth enamel nor bones revealed the slightest traces of fluoric acid after ashing.
1807	Detection of fluoride in samples of bones and teeth by Jöns Jacob Berzelius.
1820	Diluted fluoric acid might dissolve in the digestive tract any accidentally swallowed pieces of glass as found by W. Krimer.
1822	Berzelius discovered fluoride 3.3 mg/l in the water of Carlsbad.
1827	Fluoride was detected by the etching-of-glass test. Gustav Rose gave the formula of apatite ($CaF^4 + 3\ Ca^3P^2$)
1833	Berzelius stated that bones and teeth contain up to a few tenths of a percent fluoride.
1839	The chemist Friedrich Wöhler proposed a new method for fluoride estimation: silica is added to every sample along with sulfuric acid.
1840	Morichini and Gay-Lussac (1805) - calcium fluoride seems to be able to substitute for calcium phosphate in the bones and teeth.
1842	Girardin and Preisser were unable to find the slightest trace of fluoric acid in human and animal bones.
1844	Antoine Malagou the French dentist recommended use of fluorides for the preparation of dental fillings.
1849	W. Heintz carried out the etching-of-glass test, with powdered bone -proof of the presence of fluoride.
1851	George Wilson found fluoride in several waters, in sea-water, in plants, urine, blood and milk.

1852	Wilson presented new methods for the detection of fluoride in the presence of silica which usually makes recognition of fluoride very difficult
1853	Fluorine was found in fossil bones of Nebraska.
1854	Fremy claimed that recent bones contain very low and variable amounts of fluoride. Fossil bones contain more fluoride, silica in the form of quartz.
1856	Jerome Nicklės attributed to fluoride as "an importance it never had before in medicine and physiology" after its detection in various constituent of the body.
1857	Fluoride is present in glass in small amount or it's the constituent of etching chemical incoperated in to it
1862	Felix Hoppe could not detect any fluoride in the immature tooth enamel of newborn pigs but found in mature enamel of adult pigs, humans.
1866	Zalesky saw weight loss of glass plates due to formation of gaseous silicon fluoride developed from acid-treated samples.
1874	In January, 1874, Alvaro Francisco Carlos Reynosa, of France, did a Improvement in medical compounds on "Elixir" and "Sirup" containing fluoride of potassium, sodium or ammonium.
1875	According to Erhardt, that enamel is thinner if not enough fluoride is given but that the tooth may be kept healthy for a longer time if more fluoride is supplied.
1888	Albert Robin used to prescribe a fluoride (10 to 100 mgs. a day) to his patients as fluoride is to degrade the enzyme diastase against the unfavorable action of lactic and butyric ferments.
1889	Hugo Schulz demonstrated the toxicity of sodium fluoride in feeding experiments on several animal species.
1890	Fluorides and silicofluorides (in dilutions of 1: 1,000) were found to inhibit the development of certain infective germs in vitro and were useful as additives in the alcoholic fermentation process.
1891	J. Brandl & H. Tappeiner showed more fluoride in root than in crown and more in dentin than enamel.
1892	Crichton-Browne proved that the enamel of the teeth contains more fluorine, in the form of fluoride of calcium, than any other part of the body
1893	Wrampelmeyer analyzed the fluoride contents of sound versus diseased teeth of adults and children.

1894	Gabriel revealed that if there´s any fluoride at all in bones and teeth, it is below 0.1%, and that, therefore, it is definitely of no importance
1897	A. Michel estimated the fluoride content of sound and carious teeth by Fresenius´ method.
1899	Hempel and Scheffler modified Fresenius´ method to separate carbon dioxide from the silicon fluoride in the course of the procedure.
1899	Heinrich Harms published his results obtained with a modification by Brandl of the Fresenius method to remove hydrochloric acid from the fumes
1903	After earlier reports that sodium fluoride inhibits bacterial metabolism, it came into use as a food preservative.
1904	Von Stubenrauch noticed anomalous development of teeth, faulty positions, heavy wear, and "a typical caries" in dog fed with lot of sodium fluoride.
1907	Albert Deninger, recommended calcium fluoride pills to prevent not only tooth decay but also appendicitis.
1908	Alphonse Brissemoret regarded calcium fluoride as as an important binding agent for the minerals of bones and teeth.
1909	Pharmaceutical Company of Berlin, patented a fluoride preparation from which the substance could be easily absorbed
1910	Another analysis of teeth performed by Gassmann using Walter Hempel´s method revealed the same "fluoride" values in teeth as found earlier by other researchers using that procedure.
Historic evolution of fluoride in dentistry.	
1901 Dr Fredrick Mc Kay	Started with the arrival of Dr Fredrick Mckay in Colorado Springs, Colorado, USA, in 1901, He noticed stains on permanent teeth as "Colorado Stain". He called the stains later as "MOTTLED ENAMEL 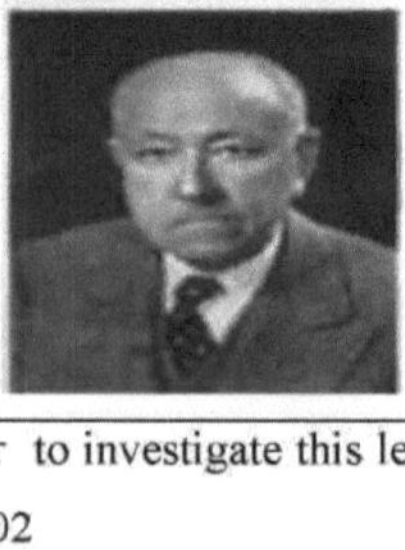
1902	The first systemic endeavour to investigate this lesion was made by Colorado springs Dental Society in 1902

1908	Mckay presented a case at the annual meeting of State Dental Association in Boulder and he found that this condition was not only confined to Colorads, but extended to other towns as well
1912	Mckay came across the article written by Dr.J M Eager (1912) from Italy. Who reported that a high proportion of Italian residents in Nepal had ugly brown stain on their teeth known as Denti di chiaie.
1916	Mckay and Black examined 6,873 individual in USA and reported that an unknown causative factor of mottled enamel was possibly present in domestic water during the period of tooth calcification.
1930	Kemp and Mckay observed that no mottling occurred in people who grew up in Bauxite prior to 1909, the year in which Bauxite had changed its supply from shallow well to deep drilled wells
1931	Chirchill H V, after thorough spectragraphic analysis of the rare elements noted that fluoride was present in Bauxite water at a level of 13.7ppm 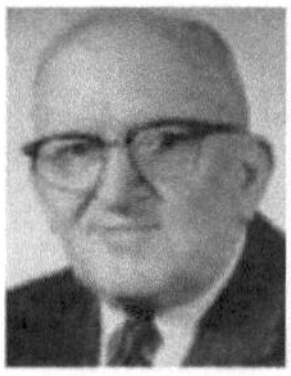
1931	"SHOE LATHER SURVEY" by Trendly H Dean. 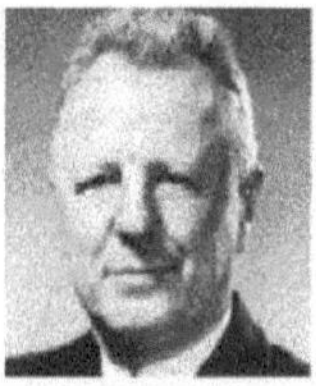
1934	Trendly H Dean introduced mottling index which is popularly known as Dean's index for flourosis.
1942	The important milestone discovery was made by Dean et al that 1 ppm F In drinking water, 60% reduction in dental caries experience was observed
1945	World first artificial fluoridation plant at Grand rapids ,in January 25 was done in U S A .
1946	Klein examined children of Japanese ancestry who had been transferred from a community containing 0.1 ppm flouride or less to Arizona, where the water

	contained 3 ppm of fluoride
1949	Russel examined caries in migrant children who lived in south Dakota with 1 ppm of fluoride in drinking water and had moved into the area containing only 0.2 ppm fluoride, resulted in progressive loss of cariostatic effect of fluoride
1969	Fluoridation was endorsed by the W H O and Dental prosthesis model base composition containing calcium fluoride, was made.
1971	Cements were produced by additions of stannous fluoride, stannous fluorozirconate, Indium fluorozirconate, Zirconium hexafluorogermanate, Indium hexafluorogermanate ort Zirconyl hexafluorogermanate.
1979	"Light curable acrylic dental composition with calcium fluoride pigment" was introduced.
1985	Fluoride interpolymeric resin was prepared
1987	Fluorine-containing dental materials", boron trifluoride which gives off fluoride upon contact with water.
1994	Process for preparing a ceramic material for use in dental fillings and dental crowns contains fluoroapatite.
1995	Fluoridation commemorative monument was dedicated in sept 1995 in Grandrapids, Michigan 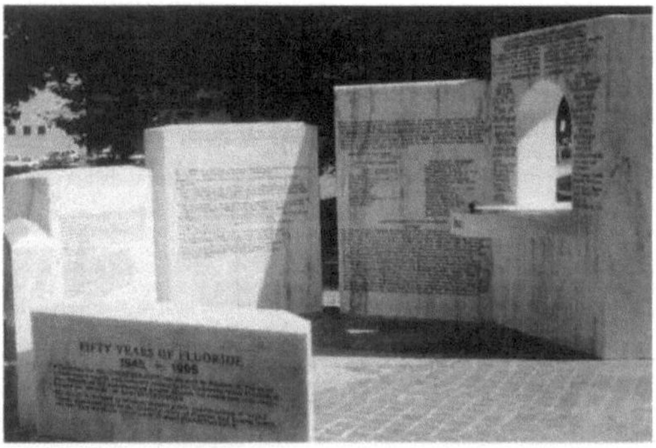
1997	Introducing fluoride into glass, Aluminosilicate glass particles are fluoridated by stirring them into a solution of NH4-HF2, can be used in glass ionomer cement compositions with polyacrylic acid without tartaric acid or other chelating agent
2001	Fluoride-releasing amalgam dental restorative material.

História da fluoretação da água

A fluoretação da água é o processo de adição de flúor a uma fonte de água para que o nível de flúor na água atinja o nível recomendado de flúor para uma boa saúde dentária A história da fluoretação começa com uma coloração misteriosa dos dentes descrita pela primeira vez pelo dentista Dr. Frederick McKay no Colorado em 1901 e, independentemente, em Nápoles em 1902 pelo Dr. J.M. Eager, um dentista americano destacado em Itália. Nos anos seguintes, McKay tomou conhecimento de vários casos que sugeriam que o abastecimento de água poderia ser responsável pela coloração. Também notou que as taxas de cárie eram muito mais baixas em áreas com manchas dentárias endémicas do que noutras áreas adjacentes. No Reino Unido, um dentista de Essex, Norman Ainsworth, encontrou uma coloração dentária semelhante à descrição de McKay de "Rocky Mountain Mottled Teeth". Como parte de um estudo para o Medical Research Council em 1925, Ainsworth examinou mais de 4.000 crianças e, pela primeira vez, produziu uma comparação estatística das taxas de cárie entre as populações com e sem a coloração. Este estudo mostrou que as pessoas que viviam em áreas onde os dentes manchados eram mais comuns tendiam a ter muito menos cáries dentárias. Um químico da ALCOA (Aluminium Company of America), H.V. Churchill, envolveu-se na história em 1931. A ALCOA estava preocupada com a possibilidade de haver uma ligação entre esta coloração e a presença de alumínio na água potável. A mancha tinha aparecido na cidade de Bauxite, Arkansas, onde a ALCOA extraía a maior parte do seu alumínio. Churchill analisou a água de várias áreas onde a mancha era endémica para concentrações de elementos invulgares e descobriu que o único fator comum a todos os locais eram níveis elevados de fluoreto. O abastecimento na própria Bauxita foi medido em 13,7ppm (partes por milhão). Ainsworth tinha conhecimento da investigação de Churchill e decidiu comparar o abastecimento de água da área endémica de coloração em torno de Maldon, em Essex, com o da cidade vizinha de Witham. A água de Witham provou ter 0,5 ppm de fluoreto, as amostras de cerca de

Maldon variou de 4,5 a 5,5ppm. Parecia claro que os níveis de flúor na água estavam relacionados tanto com a coloração dos dentes como com a redução dos níveis de cárie. O Serviço de Saúde Pública dos EUA estava ansioso por investigar esta relação e nomeou um dentista, o Dr. H.T. Dean, para levar a cabo a investigação. Numa série de investigações epidemiológicas clássicas, que culminaram no seu famoso "21-City Study", Dean estabeleceu que a coloração dos dentes era extremamente rara em níveis de flúor de 1ppm ou inferiores, enquanto que a maior parte do efeito preventivo da cárie se verificava a 1ppm. Dean publicou os resultados do seu trabalho em 1942. Durante a Segunda Guerra Mundial, as crianças de South Shields, uma cidade industrial no rio Tyne, no nordeste de Inglaterra, foram evacuadas para Lake District. O dentista da escola sénior de Westmoreland observou que os evacuados tinham dentes muito melhores do que os das crianças locais. Robert Weaver, um dentista que trabalhava para o Ministério da Educação, tinha conhecimento do trabalho que estava a ser realizado na América e mandou analisar o teor de flúor da água de South Shields. O teor de flúor da água de South Shields foi analisado e revelou-se ser de cerca de 1,4 ppm, muito mais elevado do que o presente na maioria das fontes de abastecimento de água. Mandou analisar a água de North Shields (na outra margem do Tyne), que revelou ter um teor de flúor de 0,25 ppm. Em 1944, Weaver examinou 1.000 crianças em ambos os lados do Tyne. Este estudo demonstrou taxas de cárie muito mais baixas, tanto nos dentes permanentes como nos decíduos, em South Shields. Este estudo foi o primeiro a descrever os efeitos na dentição primária. Há muitas áreas em Inglaterra que têm atualmente um teor significativo de flúor natural na água potável. Estas incluem Norwich, Ipswich, Cambridge, Hartlepool, Slough, Bath, Swindon, Colchester e outros locais, particularmente nos condados de Essex, Norfolk, Suffolk, Durham, Shropshire, Wiltshire e no Nordeste de Londres .[10]

A história da fluoretação artificial da água

A água fluoretada naturalmente a 1ppm beneficiava claramente a saúde dentária. Na sequência dos estudos de Dean, as autoridades sanitárias dos Estados Unidos procuraram reproduzir este efeito em zonas com baixo teor de flúor, adicionando flúor. Não foram observados efeitos negativos evidentes na saúde das populações servidas por água naturalmente fluoretada. Foram criados vários testes ou projectos-piloto para verificar se a ideia podia funcionar na prática. Em 25 de janeiro de 1945, Grand Rapids, Michigan, tornou-se a primeira cidade do mundo a ser artificialmente fluoretada e os primeiros resultados foram publicados por Arnold et al. Seguiram-se outros grandes programas de avaliação nos EUA, em Newburgh, em 1945, e em Evanston, Illinois, em 1946, no Canadá, em Brantford, Ontário, em 1945, nos Países Baixos, em 1953, na Nova Zelândia, em 1954, no Reino Unido, em 1955, e na República Democrática Alemã, em 1959. [11]

Vários estudos importantes foram efectuados fora dos EUA nos primeiros tempos, incluindo o estudo Brantford-Sarnia-Stratford no Canadá (1945-1962), o estudo Tiel-Culemborg nos Países Baixos (1953-1969) e o estudo Hastings na Nova Zelândia (1954-1970). Tal como no caso dos estudos americanos, foram registadas reduções significativas na experiência de cárie em áreas artificialmente fluoretadas. O Ministério da Saúde do Reino Unido interessou-se por este trabalho. Foram selecionados três locais para os esquemas iniciais de fluoretação em 1955 Watford, Kilmarnock e parte de Anglesey. As áreas selecionadas como controlo foram Sutton, Ayr e a parte restante de Anglesey. Estudos efectuados após 5 anos de fluoretação demonstraram níveis de cárie muito mais baixos nas zonas fluoretadas em crianças de 5 anos de idade. Na República da Irlanda, o Fluoridation of Water Supplies Act de 1960 permitiu a fluoretação de todos os abastecimentos públicos de água. As duas principais cidades de Dublin e Cork acabaram por iniciar a fluoretação em 1964, após a rejeição pelo Supremo Tribunal de uma contestação constitucional à lei de 1960. Estudos locais, regionais e nacionais efectuados nas décadas seguintes confirmaram que as crianças e os adultos que vivem em zonas fluoretadas na Irlanda têm muito menos dentes cariados. Atualmente, existem cerca de 40 países com sistemas de fluoretação artificial da água. Nalguns casos, apenas uma pequena parte da população é abrangida por estes sistemas. As estimativas mais recentemente publicadas sobre a cobertura da população incluem3: EUA (64%), Canadá (43%), Panamá (18%), República da Irlanda (73%), Austrália (61%),Nova Zelândia (61%), Israel (75%), Malásia (70%), Reino Unido (10%), Singapura (100%), Brasil (41%), Argentina (21%), Chile (40%), Espanha (10%), Colômbia (80%).Hong Kong também é fluoretada, com 100% de cobertura da população. Recentemente, foram anunciadas grandes extensões nos EUA (nomeadamente na Califórnia) e no Brasil .[5]

História da fluoretação do sal:

Durante quase quatro décadas, a fluoretação da água potável foi considerada como o método mais eficaz para prevenir a cárie dentária em grande escala. A fluoretação do sal consiste na adição controlada de fluoreto, geralmente sob a forma de fluoreto de sódio ou de potássio, durante o fabrico de sal para consumo humano. A fluoretação do sal como método alternativo foi sugerida há mais de 30 anos. A fluoretação do sal para prevenir a cárie dentária é uma das intervenções de saúde pública mais bem sucedidas e rentáveis dos tempos modernos. Desde cerca de 1920, a iodização (principalmente KI ou iodato) do sal tem sido cada vez mais utilizada com sucesso para prevenir as doenças por deficiência de iodo (DDI) e está agora a ser promovida em todas as partes do mundo .[12]

Na Suíça, a adição de iodo ao sal para consumo humano começou em 1922. Devido à sensibilização do público para a frequência do bócio em muitas zonas da Suíça, todos os cantões, exceto dois, autorizaram a venda de sal iodado em 1927. Cinco do total de 25 cantões (atualmente 26 cantões) proibiram efetivamente a venda de sal não iodado, ao passo que havia ainda cinco cantões onde menos de 7% do sal era iodado. Esta diversidade deve-se ao facto de cada cantão suíço manter o seu monopólio histórico sobre todo o comércio de sal. Em 1937, as variações entre cantões eram extremas. Em seis cantões, menos de 16% do sal doméstico era iodado; em oito cantões, todo o sal era iodado com base em resoluções dos respectivos governos cantonais. Os governos cantonais e alguns médicos privados muito activos foram as principais forças motrizes para a introdução gradual e abrangente do sal iodado. Em 1952, trinta anos após o início da produção, 86% do sal doméstico na Suíça era iodado. Com base nos excelentes resultados obtidos com o sal iodado, um ginecologista de renome chamado Wespi, que tinha sido um dos principais promotores da utilização do sal iodado desde os anos trinta, sugeriu em 1950 que o "sal de cozinha", ou o sal doméstico em geral, deveria não só ser iodado, mas também fluoretado para a prevenção de cáries dentárias (WESPI 1950). Foi principalmente devido à iniciativa de Wespi que, em 1955, as Salinas Suíças Unidas (Vereinigte Schweizerische Rheinsalinen, Schweizerhalle, Pratteln) construíram um aparelho para a adição de fluoreto de sódio ao sal, a uma concentração de 90 ppm de fluoreto. Além disso, um "sal de mesa" especial (iodado mas não fluoretado, com propriedades especiais de escoamento livre) tem estado à venda em embalagens de 500 g, mas constitui menos de 10% do total do "sal doméstico". O Cantão de Zurique foi a primeira unidade política a nível mundial a autorizar a venda de sal com iodo e flúor. Na sua resolução de 7 de julho de 1955, o Governo Cantonal declarou explicitamente que este sal seria posto à venda "com aditivos de flúor e iodo pelo seu efeito preventivo contra as cáries e o bócio em embalagens de um quilograma ao mesmo preço que o sal iodado". De 1956 a 1982, as autorizações do FS (sal fluoretado) espalharam-se de cantão em cantão e o FS conquistou o mercado, tal como o sal iodado tinha feito 33 anos antes. Até cerca de 1970, o SF foi promovido principalmente por médicos, entre os quais muitos ginecologistas como Wespi. A profissão de dentista, pelo contrário, hesitou em apoiar o SF por duas razões

(1) Até meados dos anos sessenta, a prevenção das cáries centrava-se na fluoretação da água, que foi introduzida no Cantão de Basileia em 1962 (mas substituída pelo FS em 2003, MARTHALER & MEYER 2004).

(2) Nos círculos profissionais, a concentração de 90 ppm de fluoreto foi considerada grosseiramente

insuficiente, uma opinião que foi justificada[13]

Dois estudos retrospectivos foram conduzidos entre 1960 e 1962 em Zurique e Wadenswil para medir o efeito preventivo da fluoretação do sal (a 90 mg F/por 1 kg de sal), mostraram números médios mais baixos de superfícies cariadas, ausentes e preenchidas (DMFS) em crianças que consumiam sal fluoretado do que naquelas que não tinham sal fluoretado nas suas dietas ou que o tinham consumido esporadicamente. Entre as crianças de 8-9 anos de idade, foram registadas reduções de 25%-32% nas DMFS, enquanto que entre as crianças de 12-14 anos, a evidência de tal mudança foi insignificante. Em geral, o benefício do sal fluoretado foi menor do que o esperado, talvez devido à dose reduzida, ao curto período durante o qual a população foi avaliada (4-5 anos) e a um possível viés no relato do consumo de sal fluoretado. Dado o efeito preventivo limitado observado com a fluoretação do sal a 90 mg de F por 1 kg de sal, o Cantão de Vaud, que tinha participado no programa escolar de distribuição de suplementos fluoretados, fluoretou em 1969 e 1970 o sal produzido pela mina de sal local de Bex a 250 mg de F por 1 kg de sal. O sal utilizado pelas padarias e refeitórios públicos foi igualmente fluoretado. Para evitar o aumento do risco de fluorose do esmalte (um defeito puramente cosmético no esmalte dos dentes causado por uma ingestão excessiva de fluoretos durante a formação do esmalte), o novo sal foi introduzido com conselhos aos consumidores sobre a não ingestão de outros suplementos de fluoreto. Não foram registados problemas de fluorose do esmalte. Em 1974, o cantão de Glarus (40 000 habitantes) começou também a distribuir sal com 250 mg de F por 1 kg. É de salientar que os fluoretos têm sido utilizados em todo o mundo desde então e provaram ser indispensáveis para reduzir e controlar a prevalência de cáries. Tornou-se evidente que é de esperar alguma fluorose dentária em qualquer programa eficaz de controlo da cárie, quer envolva a fluoretação da água ou do sal, quer se baseie apenas em fluoretos tópicos (essencialmente, escovagem dos dentes duas vezes por dia com dentifrícios fluoretados). O projeto Vaud realizou inquéritos epidemiológicos de quatro em quatro anos em três comunidades do cantão (Moudon, Grandson e Vevey) e em três outras comunidades selecionadas como controlo (Romont e Chatel-St. Aubin no Cantão de Friburgo e St.) As crianças das comunidades de Vaud participaram no programa de suplemento de flúor e consumiram sal fluoretado com 250 mg de F por kg; em Grandson, as crianças também escovaram os dentes com géis de flúor (1,2% F). As crianças das comunidades de controlo receberam flúor em vários veículos: algumas das suas famílias utilizaram sal fluoretado a 90 mg de F por kg até 1982; em St. Aubin e Romont, algumas crianças receberam suplementos esporádicos de flúor; além disso, em St. Aubin, iniciou-se em 1971 um programa anual de escovagem dos dentes com gel com 1,2% de F. Após quatro anos (1970-1974), a prevalência e a gravidade das cáries diminuíram em todas as comunidades, mas muito mais nas que consumiam sal a 250 mg de F por kg. A taxa de DMFS aos 12 anos de idade diminuiu de 10,37 para 7,33 (29%). A redução de dentes cariados, perdidos e obturados (DMFT) observada nas comunidades de controlo foi atribuída ao uso de suplementos de flúor e fluoretos tópicos. Em 1980, uma segunda avaliação relatou resultados semelhantes. Uma avaliação de 12 anos de dados do projeto de Vaud (1970-1982) foi publicada em 1985. Embora a gravidade da cárie já fosse baixa em 1970, a avaliação revelou uma redução da cárie em ambos os grupos (Cantão de Vaud e três comunidades de controlo) e em ambas as idades: quase 50% entre as crianças de 12 anos em Vaud, em comparação com 31% em crianças da mesma idade nas comunidades de controlo .[14]

No período de 1986-1992, a Jamaica, a Costa Rica, o México e o Uruguai introduziram a fluoretação do sal a nível nacional. Os resultados obtidos nestes países ilustram reduções significativas na prevalência da cárie dentária. Na Jamaica, as crianças livres de cáries aumentaram de 2,8% para 61,7%%, com 96% livres de fluorose (Estupinan-Day et al. 2001). A prevalência de cáries diminuiu 73% na Costa Rica (Solorzano et al. 1999); 44% no México e 40% no Uruguai (Irigoyen & Camacho 1997) .[4]

História da fluoretação do leite

A fluoretação do leite é a adição de uma quantidade medida de flúor ao leite engarrafado ou embalado para ser bebido pelas crianças. Uma vez que o leite é um alimento amplamente utilizado e recomendado, a adição de flúor ao leite pareceu uma abordagem sensata para a prevenção de cáries. Alguns anos após a introdução bem sucedida e os bons resultados iniciais da fluoretação da água, surgiu a possibilidade de outro veículo para o flúor. A ideia da fluoretação do leite surgiu - simultaneamente com a fluoretação do sal (1955) - na Suíça (Ziegler, 1953), no Japão (Imamura, 1952) e nos EUA (Rusoff, 1955). Com base em investigações contemporâneas, o flúor adicionado ao leite não altera o seu sabor ou outras caraterísticas, é bem absorvido, embora mais lentamente do que a partir da água fluoretada. Foi considerado vantajoso que o flúor seja adicionado a um nutriente importante para bebés e crianças pequenas e que o seu consumo não seja obrigatório para todos, apenas para aqueles que mais precisam e concordam em recebê-lo. O efeito preventivo das cáries do flúor pode até ser reforçado pelo veículo do leite, devido às propriedades cariostáticas do seu conteúdo mineral, proteínas e gorduras do leite .[15]

Imamura (1959) foi, no entanto, o primeiro a publicar os resultados de um ensaio clínico com leite fluoretado. No Japão do pós-guerra, foram efectuadas experiências sobre a prevenção da cárie dentária através da adição de comprimidos de flúor às refeições escolares. Imamura começou em 1952 a administrar uma solução de NaF às refeições escolares nas escolas primárias da cidade de Yokohama, onde eram servidos pratos líquidos como leite e sopa durante 150 a 180 dias por ano. A dose diária era de 2,0 a 2,5 mg de NaF. Os alunos das escolas de controlo tomavam as suas refeições sem adição de fluoreto. Passados cinco anos, foram examinadas 167 crianças de onze anos da escola experimental e 141 crianças da escola de comparação.

A redução global da cárie nos dentes permanentes foi de 34% para os que iniciaram a escolaridade em 1952, enquanto que para os que entraram em 1953 houve uma redução de 29%. Considerando a redução de cárie dos primeiros molares permanentes, esta variou de 14% a 20% durante o mesmo período. Não foram observados efeitos adversos como a fluorose, e a investigação laboratorial mostrou um aumento do teor de flúor no esmalte dos segundos molares primários no grupo do flúor em comparação com as crianças de controlo .[16]

O segundo estudo, publicado em 1962 por Rusoff *et al.*, foi efectuado em Baton Rouge, Lousiana, EUA. Um programa de almoço escolar iniciado em 1955 com 171 crianças, incluindo um grupo tratado e um grupo de controlo. No início do estudo, foi dado às crianças de 6-9 anos meio litro de leite fluoretado contendo 1 mg de flúor como 2,2 mg de NaF (=285 ml de leite contendo 3,5 ppm de F) por dia de escola. Durante os períodos de férias, os pais das crianças do grupo de teste receberam uma solução de NaF, para continuar a dosagem de flúor no leite em casa

Após 3,5 anos, quando 65 crianças do grupo de teste e 64 crianças do grupo de controlo foram examinadas, foi registada uma redução global de cáries de 35% nos dentes permanentes. No entanto, para os indivíduos com 6 anos de idade no início da experiência, houve uma diferença de 70% entre os grupos de teste e de controlo. Dezoito meses após a interrupção da ingestão de flúor, no exame final, foi observado um efeito de arrastamento: uma diferença significativa de aproximadamente 50% na taxa de cárie a favor do grupo tratado .[17]

Na Suíça, Ziegler (1953) propôs a fluoretação do leite para crianças pequenas, com base no pressuposto de que a introdução de sal fluoretado não seria suficiente para fins de prevenção de cáries, devido à baixa ingestão de sal neste grupo etário. Estudos epidemiológicos efectuados em Winterthur por Wirz nos anos lectivos de 1956/57 e 1957/58 apoiaram a necessidade de introduzir um novo método de prevenção do flúor: a fluoretação do leite. Em cerca de cinco anos de trabalho preparatório - devido à falta de acordo com a indústria de lacticínios - Ziegler (1956, 1959) elaborou o seu método de fluoretação do leite, adicionando uma solução de NaF a 0,22% ao leite doméstico. Uma grande mudança na investigação e promoção do leite fluoretado para a prevenção de cáries infantis ocorreu em 1971, quando Edgar Wilfred Borrow, de Padnell Farm, Cowplain, Portsmouth, Reino Unido, criou uma fundação de caridade. O "Trust Deed", redigido com a assistência de C.F.J. Baron, B.S. Konikoff e E.R. Churcher, designou o organismo por "The Borrow Dental Milk Foundation", expressando os seus objectivos em 12 pontos. O principal objetivo da Fundação era: "promover o estudo e a investigação sobre a fluoretação do leite para consumo humano, e publicar e divulgar ao público os resultados desse estudo e investigação", e "em prol dos objectivos acima especificados, ajudar a sua implementação através de subsídios, equipamento, palestras, artigos científicos e todos os meios possíveis"[18].

Em 1993, o "Trust Deed" original foi alterado, alargando os objectivos da Fundação para incluir "a proteção da saúde dentária e a promoção da educação em cuidados dentários para benefício do público em geral e, em particular, promover a investigação em

I) A utilização de fluoreto na prevenção da cárie dentária e, nomeadamente, a sua utilização no leite e nos produtos lácteos

II) O efeito da alimentação sobre os dentes e, nomeadamente, o efeito (nutricional) do leite e dos produtos lácteos".

Em 2002, o nome da Fundação foi alterado para "The Borrow Foundation".

Com base nos dados dos primeiros estudos clínicos de fluoretação do leite e como resultado das actividades promocionais da The Borrow Dental Milk Foundation para apoiar os esquemas clínicos, parecia justificar-se uma investigação mais aprofundada deste meio de fornecer fluoretação de base comunitária às crianças .[15]

Fontes de fluoreto

1. **Alimentos**: Quase todos os alimentos contêm pequenas quantidades de flúor e a ingestão diária total

através de qualquer dieta humana média é pequena, exceto em regiões endémicas. Em certas regiões endémicas da Índia, o teor de fluoreto dos vegetais e dos alimentos pode ser muito elevado. A contribuição dos alimentos para a ingestão diária total de fluoreto varia de região para região. As dietas de base ricas em sorgo, Ragi ou Bajra, que contêm um elevado teor de silício para além do flúor, parecem agravar a toxicidade do flúor em algumas zonas endémicas da Índia.

2. **Água e bebidas:** No caso das águas naturais, a variação do teor de fluoreto de região para região depende de factores como a fonte de água, o tipo de formação geológica e a quantidade de precipitação. As águas superficiais têm geralmente baixo teor de fluoreto, enquanto as águas subterrâneas podem ter concentrações elevadas de fluoreto, como se verificou em muitas partes do mundo. A concentração mais elevada de fluoreto, de 28,9 ppm, foi registada na Índia. O teor de fluoreto da água do mar varia entre 0,8 e 1,4 ppm, o que explica o facto de o teor de fluoreto da dieta aumentar quando se consomem produtos do mar. Entre as bebidas, o chá tem um teor de flúor excecionalmente elevado, que varia, nas diferentes marcas, entre 122-260 ppm ou mais. Cada chávena de chá pode fornecer 0,3-0,5 mg de fluoreto. As bebidas engarrafadas, que estão a ser cada vez mais consumidas em todo o mundo, têm um teor de flúor variável e algumas têm um teor elevado de flúor e devem ser consideradas como fontes adicionais de flúor. A ingestão de flúor dependente do consumo de água potável e de bebidas é determinada por factores como o tamanho do corpo, a atividade física, os hábitos alimentares e as variações da temperatura e da humidade atmosféricas. É por isso que em países tropicais como a Índia, a ingestão diária de flúor é muito elevada. Os trabalhadores agrícolas bebem muita água de poços e, naturalmente, têm uma ingestão elevada de flúor e correm o risco de desenvolver fluorose.

3. **Ar:** A atmosfera tem um teor de fluoreto muito baixo e em 97% das zonas não urbanas o fluoreto é dificilmente detetável. Verifica-se que o teor de fluoreto da atmosfera aumentou sempre que há ação vulcânica ou atividade industrial. Os vapores vulcânicos têm uma elevada concentração de fluoreto e as emissões industriais dos que se dedicam à extração ou fabrico de minerais contendo fluoreto podem ser perigosas. O carvão de baixa qualidade tem níveis elevados de fluoreto e o fumo pode ser uma fonte de poluição por fluoreto.

Ingestão diária total de fluoreto: O teor de fluoreto de todas as fontes determina a ingestão humana de fluoreto. Na maioria das zonas endémicas do mundo, a principal contribuição provém da água e só em algumas zonas da Índia e da China é que quantidades significativas provêm dos alimentos e, raramente, o ar poluído é o culpado. O intervalo estimado de ingestão segura e adequada de fluoretos para adultos é de 1,5 a 4,0 mg por dia e é menor para crianças e pessoas com doença renal. A ingestão diária de fluoreto nas regiões endémicas varia entre 10 e 35 mg e pode ser ainda mais elevada nos meses de verão .[19]

CAPÍTULO 3

Metabolismo do fluoreto

Os efeitos biológicos da intoxicação por fluoreto estão relacionados com a quantidade total de fluoreto ingerida, independentemente da fonte, seja ela o alimento, a água ou o ar.

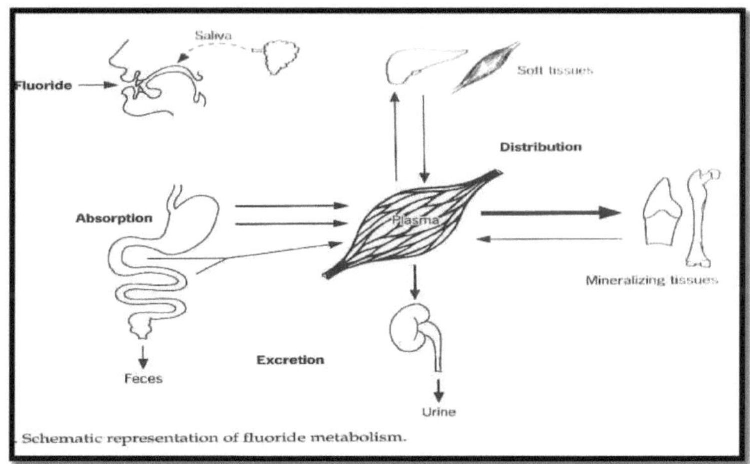

. Schematic representation of fluoride metabolism.

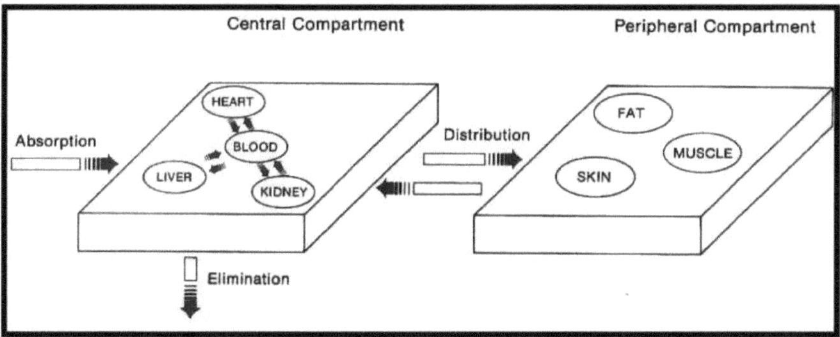

Absorção de fluoretos:

Os fluoretos inorgânicos solúveis ingeridos através da água e dos alimentos são quase completamente absorvidos, assim como os fluoretos inalados pelo trato respiratório. Mas a absorção de fluoretos inorgânicos e orgânicos menos solúveis varia entre 60-80%. Os fluoretos são absorvidos a partir do trato gastrointestinal por um processo de difusão simples, sem qualquer mecanismo de transporte ativo envolvido. Vários componentes da dieta parecem influenciar a absorção de fluoreto do intestino. Verificou-se que os sais de cálcio, magnésio e alumínio, quando adicionados à dieta, reduzem o quantum de absorção de fluoreto devido à formação dos seus compostos menos solúveis. Essa é a razão pela qual águas com alto teor de cálcio e magnésio diminuem a incidência de fluorose, conforme indicam estudos epidemiológicos. Por isso, é a concentrações tendem a aumentar lentamente ao longo dos anos. Verifica-se que os níveis plasmáticos de fluoreto não flutuam muito apesar de uma grande variação dos níveis de fluoreto na água potável, presumivelmente devido à ação de alguns mecanismos reguladores, que ainda não foram claramente identificados. O sequestro de fluoreto no esqueleto, a excreção urinária e a perda sustentada através do suor ajudam na regulação do fluoreto plasmático. Os níveis de fluoreto na maioria dos tecidos moles do corpo são inferiores a 1 ppm, mas são mais elevados do que os do plasma. O teor de fluoreto no cérebro é de 0,4-0,68 ppm e a concentração na F.S.C. é de 0,1 ppm, que é inferior à do plasma.

Distribution:

96 - 99% of fluoride retained in body combines with mineralized bones.

When the ingestion is > 5 mg 50% is retained by skeleton and the rest is excreted through urine.

Normal Plasma fluoride levels are 0.14 – 0.19 PPM in non-endemic areas.

Fluoride levels in soft tissues are < 1 PPM, in brain 0.4 – 0.68 PPM, in CSF it is 0.1 PPM.

Fluoride up takes is faster in young bones.
Fluoride content in skeletal bones varies, it is highest in bones of pelvis and vertebral.

É de esperar que, mantendo-se todos os outros factores iguais, a incidência de fluorose esquelética seja menor onde o teor de cálcio e magnésio da água potável é elevado. É de salientar que a administração de sais de magnésio (serpentina e hidróxido de magnésio) a doentes que sofrem de fluorose e a animais experimentais aumentou a excreção fecal e urinária de fluoretos. Do mesmo modo, a adição de substâncias como fosfatos, sulfatos e molibdénio à dieta aumenta a absorção de fluoreto do trato gastrointestinal, o que pode aumentar a toxicidade do fluoreto.

Distribuição de fluoreto

Cerca de 96-99% do flúor retido no organismo combina-se com os ossos mineralizados, uma vez que o flúor é o elemento que mais procura os ossos devido à sua afinidade com o fosfato de cálcio. De facto, não se verificou uma retenção discernível de flúor quando foram ingeridos até 4-5 mg por dia. Mas quando mais de 5 mg foram ingeridos, cerca de metade parece ter sido retido pelo esqueleto e o restante excretado pela urina. As observações mostram que, após a absorção a partir do intestino, o fluoreto entra na circulação, sendo o fluoreto plasmático responsável por três quartos da quantidade total de fluoreto encontrada no sangue total e as células pelo restante. O fluoreto no plasma existe nas formas iónica livre e ligada, esta última ligada à albumina do soro formando cerca de 85% da quantidade total de fluoreto no plasma. O fluoreto plasmático em indivíduos normais em áreas não fluoretadas varia entre 0,14-0,19 ppm e é mais elevado em doentes fluoróticos. Os métodos mais recentes, que apenas medem a componente iónica dos níveis de fluoreto no plasma, são mais baixos e variam entre 0,004-0,008 ppm quando a água potável contém vestígios de fluoreto e variam entre 0,1-0,02 quando a água é fluoretada. Fluoreto plasmático A absorção de fluoreto pelo esqueleto é muito rápida e depende da vascularização e da taxa de crescimento. A absorção de flúor dos ossos jovens é mais rápida do que a dos ossos maduros. O flúor é incorporado mais rapidamente nas áreas activas, em crescimento e esponjosas do que nas regiões compactas. Observou-se que a concentração de flúor no esqueleto aumenta quase proporcionalmente à quantidade de flúor ingerida e à duração da sua ingestão. A quantidade de fluoreto presente em vários ossos do mesmo esqueleto difere de osso para osso, com a pélvis e as vértebras a registarem um teor de fluoreto mais elevado do que os ossos dos membros. Mesmo nos ossos dos membros, a quantidade de flúor depositada neles depende da atividade dos músculos que lhes estão ligados. Nos macacos enjaulados, o teor de flúor dos ossos dos membros superiores é superior ao dos ossos dos membros inferiores. É este aumento do teor de fluoreto no esqueleto que fornece a pista mais fiável para a ingestão excessiva de fluoreto. Não se pode confiar noutros indicadores, como os níveis na urina e nos tecidos moles, que manifestam grandes flutuações. Uma vez incorporado nos tecidos duros, o flúor é recuperável, embora com dificuldade e implica um processo extremamente lento de reabsorção osteoclástica que se prolonga por muitos anos.

Excreção de fluoreto

1. **Fezes:** O fluoreto presente nas fezes resulta de duas fontes: o fluoreto ingerido que não é absorvido e o fluoreto absorvido que é excretado no trato gastrointestinal. Cerca de 10-25% da ingestão diária de fluoreto é excretada nas fezes.

2. **Urinário:** A eliminação do fluoreto absorvido ocorre quase exclusivamente através dos rins. O fluoreto urinário em indivíduos normais flutua amplamente entre 0 e 1,2 PPM com uma média de

cerca de 0,4 PPM quando o teor de fluoreto da água potável é de 0,3 PPM (Truhant e Lick 1968). Os níveis urinários de fluoreto são mais elevados em indivíduos expostos a uma maior ingestão de fluoreto. A depuração renal do fluoreto está diretamente relacionada com o pH urinário e, em algumas condições, com o débito urinário. Na urina alcalina, o fluoreto está presente na forma iónica e, por conseguinte, a sua depuração renal é rápida. Na urina ácida, por outro lado, o fluoreto está presente na forma não iónica (HF) e, por isso, é rapidamente reabsorvido nos túbulos renais. A excreção de fluoreto é muito menor se a pessoa em causa sofrer de uma doença renal crónica que resulte em insuficiência renal, o que conduz inevitavelmente a concentrações elevadas de fluoreto no soro e no osso. Em experiências com ratos com insuficiência renal, o aumento da ingestão de fluoreto provocou uma diminuição da taxa de filtração glomerular e um aumento do azoto ureico no sangue, juntamente com um aumento das concentrações de fluoreto no soro e nos ossos. Uma vez que as perturbações da função renal predispõem a uma retenção excessiva de fluoreto, os indivíduos

que sofrem de insuficiência renal crónica podem, portanto, desenvolver fluorose esquelética mesmo a um nível consideravelmente baixo de 1PPM de fluoreto na água potável

3. Suor: Algum fluoreto é também perdido do organismo através do suor, pelo que podem ser perdidas quantidades apreciáveis em situações de transpiração excessiva. As concentrações de fluoreto no suor são semelhantes às do plasma.

Concentrações normais de fluoreto nos tecidos e fluidos corporais[20]

Body Tissue or Fluid	Normal Fluoride Concentration	Comments / Reference
Tooth Enamel	900-1000 mg/kg	▪ areas with low F in water
Tooth Dentin	1800-3000 mg/kg	▪ average 2-3 times higher than enamel F concentration
Bone	200-800 mg/kg (ashed wt.) in 20-30 year-olds and 1000-2500 mg/kg (ashed wt.) in 70-80 year-olds consuming 0.5 mg/l Fluoride in drinking water	▪ depends on Fluoride intake, age, sex, bone type, and specific part of bone
Other Soft Tissues	>1.0 mg/kg (wet wt.)	▪ ex. aorta, tendon, ligament, cartilage, and placenta ▪ practically in equilibium with plasma
Blood (plasma)	10-15 µg/l	▪ Fluoride crosses the placental

		barrier with only a partial barrier exisiting at high Fluoride levels
Urine	>1.0 mg/l	▪ almost steady-state relationship between Fluoride absorption and excretion ▪ depends on state of bone remodelling
Saliva	6.5-9.8 µg/l	
Sweat	only a few % of total Fluoride intake	▪ up to 50% of total Fluoride excreted during periods of intense perspiration
Faeces	>0.2 mg/day	▪ bulk of Fluoride excretion by the kidneys
Breast Milk	0.01 mg/l or 10 µg/l	▪ about 1/100th of the mother's drinking water Fluoride intake

Os benefícios do flúor na redução da cárie dentária são conhecidos há anos. O flúor aumenta a resistência à cárie através de aplicações sistémicas e tópicas de flúor.

Foram identificados vários mecanismos que actuam em simultâneo:

1. Aumento da resistência do esmalte (OR) Redução da solubilidade do esmalte
2. Aumento da taxa de maturação pós-eruptiva
3. Remineralização de lesões incipientes
4. O flúor como inibidor da desmineralização
5. Interferência com os microrganismos da placa bacteriana
6. Modificação da morfologia dentária

1. **Aumento da resistência do esmalte (ou) redução da solubilidade do esmalte**: A cárie dentária envolve a dissolução do esmalte por ácidos da placa bacteriana e essa dissolução é inibida pela presença de flúor, o flúor forma fluor-apatite, que é um mineral menos solúvel. O efeito anti-cárie do flúor é o resultado da redução da solubilidade. Um nível elevado de fluoreto adquirido antes da erupção é mais eficaz para mostrar a dissolução do esmalte. A dissolução do esmalte durante um ataque de cárie é um processo complicado, quando o esmalte é exposto a um pH de cerca de 5,5 ou inferior, ele dissolve-se.

O ácido é produzido sob a placa bacteriana quando a concentração de fosfato de cálcio e outros iões na solução aumenta. Quando a placa deixa de produzir ácido, o pH aumenta e os minerais dissolvidos precipitam-se. A dissolução cariosa é um fenómeno cíclico que consiste em fases de desmineralização e reprecipitação. A presença de flúor reduz a solubilidade do esmalte, promovendo a precipitação da hidroxiapatite e do mineral fosfato.

(cerca de I ppm), forma-se uma camada de fluorapatite sobre os cristais de hidroxiapatite.
Esta camada fina regula a velocidade de dissolução.

2. **Aumento da taxa de maturação pós-eruptiva**: A maior importância do flúor para o processo de maturação reside na sua capacidade de aumentar a taxa de mineralização das áreas hipo mineralizadas. Os dentes recém-erupcionados têm frequentemente áreas hipo mineralizadas que são propensas a cáries dentárias. Além disso, toda a superfície do esmalte está no seu grau máximo de suscetibilidade à cárie assim que aparece na boca. O flúor aumenta a taxa de mineralização, ou maturação pós-eruptiva destas áreas. O material orgânico também é depositado na superfície do esmalte para aumentar ainda mais a sua resistência à cárie dentária. Tanto os iões minerais como o material orgânico são depositados a partir da saliva.

Forma-se um dente menos solúvel, mais resistente ao ataque ácido e menos propenso a cáries. A maturação pós-eruptiva e a remineralização são semelhantes, mas diferem em pelo menos um *aspeto*. A maturação pós-eruptiva envolve a deposição de minerais em áreas hipo mineralizadas, enquanto a remineralização envolve a deposição de minerais em áreas desmineralizadas. A remineralização não ocorre sem desmineralização.

3. **Remineralização de lesões incipientes:** O flúor também desempenha um papel fundamental na redução da cárie dentária, aumentando a remineralização. A remineralização, a deposição de minerais em áreas previamente danificadas do dente, é um processo dinâmico que resulta na redução da solubilidade do esmalte. Este aumento da resistência do esmalte é conseguido através do crescimento de cristais que se tornam maiores do que os do esmalte desmineralizado ou saudável. Estes cristais maiores são mais resistentes ao ataque ácido. A solução remineralizante mais eficaz contém flúor em combinação com iões de cálcio e fosfato. **Na** boca, estes iões de cálcio e fosfato provêm de duas fontes: I) a saliva e 2) o mineral do dente dissolvido durante a desmineralização. O flúor aumenta o processo de remineralização ao acelerar o crescimento dos cristais de esmalte que sofreram desmineralização. As lesões incipientes do esmalte, conhecidas como manchas brancas, há muito que são reconhecidas como uma fase clínica inicial da cárie dentária. A saliva e o líquido calcificante artificial produzem um aumento da dureza do esmalte desmineralizado. Verificou-se que a remineralização das lesões de esmalte ocorre através da deposição de apatite hidroxilada cristalina, que in vivo pode dar origem a uma reparação completa do defeito. No entanto, in vivo, este processo processa-se lentamente e raramente se atinge uma recuperação total. Além disso, embora a remineralização in vivo ocorra na forma cristalina, os cristalitos nunca adquirem dimensões tão grandes como as observadas in vitro. A composição do esmalte remineralizado é diferente do esmalte normal e pode variar de acordo com as condições empregues para produzir a remineralização. No caso de ser utilizado fluoreto estanoso, podem ser depositados compostos de estanho na lesão. O flúor aumenta a taxa de remineralização a partir de soluções de fosfato de cálcio. A remineralização de manchas brancas é multiplicada por dois. No entanto, grandes quantidades de fluoreto em soluções de fosfato de cálcio podem inibir a remineralização através da formação de fluoreto de cálcio que impede o crescimento de cristais de apatite hidroxilada.

4. **O flúor como inibidor da desmineralização:** Uma menor concentração de cálcio e fosfato e uma diminuição do pH resultam numa maior taxa de dissolução, o flúor reduz a taxa de lesão. Quando o flúor é adicionado à solução desmineralizadora, a taxa de desmineralização é reduzida, forma-se uma camada com um conteúdo mineral consideravelmente superior ao da lesão subjacente e, consequentemente, a lesão tem um aspeto histológico completamente diferente, resistente à

desmineralização.

5. **Interferência com os microrganismos:** sabe-se que o flúor inibe os processos enzimáticos bacterianos envolvidos no metabolismo dos hidratos de carbono. O flúor interfere com as bactérias orais de duas formas. Em concentrações elevadas, o flúor é bactericida. É provavelmente por esta razão que o flúor ajuda a reduzir a placa bacteriana. Em concentrações mais baixas, o flúor é bacteriostático. Ajuda a controlar o crescimento das bactérias sem as destruir. O flúor aloja-se na placa bacteriana e inibe as enzimas bacterianas responsáveis pelo metabolismo ácido.

O flúor interage com a célula bacteriana rapidamente e de forma dependente do pH. A fração fortemente ligada é saturada a baixas concentrações de flúor por um processo rápido que é independente da temperatura energética e da presença de inibidores. Este fenómeno ocorre tanto com estirpes de bactérias orais sensíveis ao flúor como com estirpes de bactérias orais resistentes ao flúor e tanto em condições aeróbias como anaeróbias. A diferença de pH entre o meio externo e o citoplasma intracelular - "efeito do pH do flúor" - é pertinente para a absorção de flúor pelas células bacterianas: quando o pH externo se torna mais ácido, o gradiente de pH aumenta. Como o flúor se difunde nas células como HE, a sua concentração também aumenta à medida que o pH desce e, consequentemente, há mais HF disponível para absorção celular. A absorção de HF continuará até que a concentração de HF no compartimento externo e interno seja igual. Quanto maior for a diferença de pH, mais fluoreto será absorvido pelas células.

6. **Modificação da morfologia dentária:** Existe uma relação direta entre a quantidade de flúor ingerida durante o desenvolvimento dos dentes e a incidência de cáries dentárias. Se o flúor for ingerido durante o desenvolvimento do dente, há algumas evidências que sugerem a formação de um dente mais resistente à cárie, ligeiramente mais pequeno e com fissuras pouco profundas[21]

I) <u>Estudo Grand Rapids-Muskegon</u>

O passo crucial era verificar se as cáries dentárias podiam ser reduzidas numa comunidade através da adição de flúor a 1 ppm a um abastecimento de água deficiente em flúor. O Serviço de Saúde Pública dos EUA estava pronto para embarcar nessa experiência. Em dezembro de 1942, o serviço iniciou conversações com os responsáveis municipais de duas cidades na zona do Lago Michigan, Grand Rapids e Muskegon. Ambas as câmaras municipais concordaram em levar a cabo um estudo, sendo Grand Rapids a cidade experimental e

Muskegon a cidade de controlo. Os estudos de base mostraram que a experiência de cárie na dentição primária e permanente em Grand Rapids era semelhante à de Muskegon. Além disso, foram examinadas crianças continuamente residentes na área de fluoreto natural de Aurora Illinois (F = 1,4 ppm) para fornecer mais informações de base.

Em 25 de janeiro de 1945, o fluoreto de sódio foi adicionado ao abastecimento de água de Grand Rapids. Esta foi uma ocasião histórica, porque pela primeira vez uma quantidade permitida de um nutriente dietético benéfico foi adicionada à água potável comunitária. Os efeitos de seis anos e meio de fluoretação em Grand Rapids eram claros: a experiência de cárie das crianças de 6 anos de idade de Grand Rapids era quase metade da das crianças de 6 anos de Muskegon. Os funcionários da cidade de Muskegon, convencidos da eficácia da fluoretação, decidiram fluoretar o seu próprio abastecimento de água em julho de 1951, pelo que, a partir dessa data, Muskegon deixou de poder ser utilizada como cidade de controlo.

O único controlo que restou para Grand Rapids foi uma comparação retrospetiva com dados de base. Eles indicam que a experiência de cárie em crianças de 15 anos de idade de Grand Rapids tinha caído de 12,5 dentes DMF por boca em 1944 para 6,2 dentes DMF por boca em 1959, uma redução de aproximadamente 50%. Além disso, a experiência de cárie na comunidade fluoretada de Grand Rapids era muito semelhante à que ocorria na área de fluoreto natural de Aurora. Esta foi a prova experimental de que a relação inversa anteriormente observada entre o flúor na água potável e a experiência de cárie dentária era uma relação de causa e efeito.

Os sentimentos que Trendley Dean e os seus colegas de trabalho tinham quando começaram o Grand
A experiência Rapids foi recordada num artigo de John Knutson em 1970

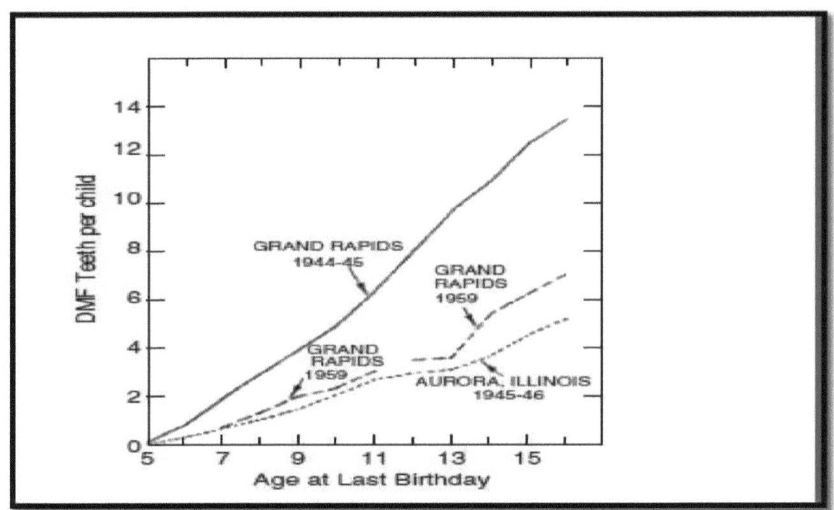

Cáries dentárias em crianças de Grand Rapids após 10 e 15 anos de fluoretação

(De Arnold *et al.* 1962)

II) Estudo Newburgh-Kingston

Para além do estudo de Grand Rapids-Muskegon, foram realizados dois outros estudos de fluoretação nos EUA. Em 2 de maio de 1945, foi adicionado fluoreto de sódio à água potável de Newburgh, no rio Hudson. A cidade de Kingston, situada a 35 milhas de Newburgh, foi escolhida como cidade de controlo. Foram efectuados estudos de base nas duas comunidades em 1944-46. Os exames clínicos após 10 anos de fluoretação foram efectuados em 1954-55. Os autores relataram que, enquanto a experiência de cárie em crianças de 10-12 anos de idade de Kingston tinha mudado pouco de 1945 (23,1% dos dentes estavam cariados) para 1955 (26,3%), em contraste com crianças de idade semelhante de Newburgh, durante o período de 10 anos, a taxa de DMF tinha caído de 23,5% para 13,9%.

III) Estudo Evanston-Oak Park

Uma terceira experiência americana de fluoretação teve início em janeiro de 1946 em Evanston, Illinois; a comunidade vizinha de Oak Park serviu de cidade de controlo. Os resultados após 14 anos de fluoretação em Evanston foram publicados em 1967. Enquanto os valores de DMF das crianças de 14 anos de idade de Evanston baixaram de 11,7 para 6,0 entre 1946 e 1960 (uma redução de 49%), não se observou qualquer alteração nos valores de DMF das crianças de 14 anos de idade de Oak Park durante os anos que se seguiram.

A força da prova experimental da propriedade inibidora de cáries da água potável com flúor reside não só na conclusão de um estudo, mas também no facto de os três estudos americanos, realizados por diferentes investigadores em diferentes partes do país, terem chegado a conclusões semelhantes: a adição de 1 ppm de flúor na água potável reduziu a experiência de cáries em aproximadamente 50%.

IV) Estudos Britânicos

No Reino Unido, os estudos de Weaver mostraram que a experiência de cárie em South Shields (teor de flúor natural de 1,4 ppm) era aproximadamente 50% menor do que em North Shields (teor de flúor de 0,25 ppm), confirmando assim as descobertas de Dean em Galesburg e Monmouth, Macomb e Quincy (Dean et al. 1939).

Além disso, Weaver (1950) efectuou uma segunda investigação em 1949, no Nordeste de Inglaterra, incluindo um inquérito a crianças de West Hartlepool, onde o teor de flúor da água de abastecimento era de 2ppm. Ele examinou 500 crianças de 5 anos de idade e relatou que o dmft médio era de 1,76 e que 53,6% das crianças estavam livres de cáries. Foi examinado um número semelhante de crianças de 12 anos de idade: o DMF médio foi de 0,96 e 59,8% estavam livres de cáries. Ele comentou: "Deve haver poucas ou nenhumas outras áreas neste país onde o valor médio do DMF para crianças de 12 anos não selecionadas seja inferior a 1, como se verificou em West Hartlepool". Forrest estudou 324 crianças de 12-14 anos noutras zonas da Grã-Bretanha com concentrações de flúor na água potável que variavam entre 0,9 e 5,8 ppm. Ela comparou a prevalência de cárie com 259 crianças da mesma idade em áreas sem flúor. As cáries eram nitidamente mais baixas nas regiões com elevado teor de flúor.

Um outro estudo sobre zonas com concentrações variáveis de fluoreto na água potável foi efectuado por James, que examinou 1027 crianças com idades compreendidas entre os 11 e os 13 anos de três zonas de East Anglia: Norwich e Yarmouth (Norfolk) (F = 0,17-0,2 ppm), Chelmsford (teor intermitente de fluoreto) e Colchester (F = 1,2-2 ppm). As crianças de Colchester foram ainda divididas em residentes "contínuos" e "não contínuos". Este estudo mostrou que o DMF das crianças que residiam continuamente na zona com elevado teor de flúor era menos de metade do das crianças correspondentes da zona com baixo teor de flúor. As crianças com idades compreendidas entre os 11 e os 13 anos que residiam continuamente em Colchester tinham quase o dobro da proporção de primeiros molares permanentes sãos encontrada nos residentes não contínuos.

Em 1952, o governo britânico enviou uma missão aos EUA e ao Canadá para estudar a fluoretação em funcionamento. A missão concluiu que a fluoretação dos abastecimentos de água era uma medida valiosa para a saúde, mas recomendou que neste país o flúor fosse adicionado aos abastecimentos de água de algumas comunidades selecionadas antes de ser considerada a sua adoção geral (Relatório da Missão do Reino Unido, 1953). As comunidades selecionadas foram Watford, Kilmarnock e parte de Anglesey. O flúor foi adicionado a estas águas potáveis em 1955-1956. Sutton, Ayr e a parte restante de Anglesey funcionaram como cidades de controlo. Os resultados após 5 anos de fluoretação (Department of Public Health and Social Security 1962) mostraram que a experiência de cárie em crianças de 5 anos era 50% menor nas áreas fluoretadas do que nas áreas não fluoretadas. Apesar disso, a fluoretação foi interrompida em Kilmarnock em 1962, por instruções do conselho local. No entanto, continuaram a ser efectuados exames dentários em todas as áreas e os resultados após 11 anos de fluoretação foram comunicados em 1969. O relatório confirmou as principais conclusões de 1962, segundo as quais a fluoretação da água de abastecimento é um método altamente eficaz para reduzir a cárie dentária.

Para além de demonstrar os efeitos benéficos da fluoretação, o relatório confirmou também a sua total segurança. Durante os onze anos em análise, os médicos reportaram apenas dois pacientes com sintomas que consideraram poderem estar associados à fluoretação. Em ambos os casos, uma investigação cuidadosa não conseguiu atribuir os sintomas ao consumo de água fluoretada" (Department of Public Health and Social Security, 1969).

Foram iniciados grandes projectos de fluoretação nas West Midlands em 1964 e em Tyneside em 1968. Inquéritos a crianças de 5 anos de idade em Newcastle, com fluoretação, e em Northumberland, com baixo teor de fluoretação. Os resultados deste estudo de 1987 são comparados com os resultados dos inquéritos de 1976 e 1981. A experiência de cárie diminuiu em ambas as áreas entre 1976 e 1981, mas não se registou mais nenhum declínio entre 1981 e 1987. Nos três estudos, a diferença entre as duas comunidades foi de 54-60 por cento .[3]

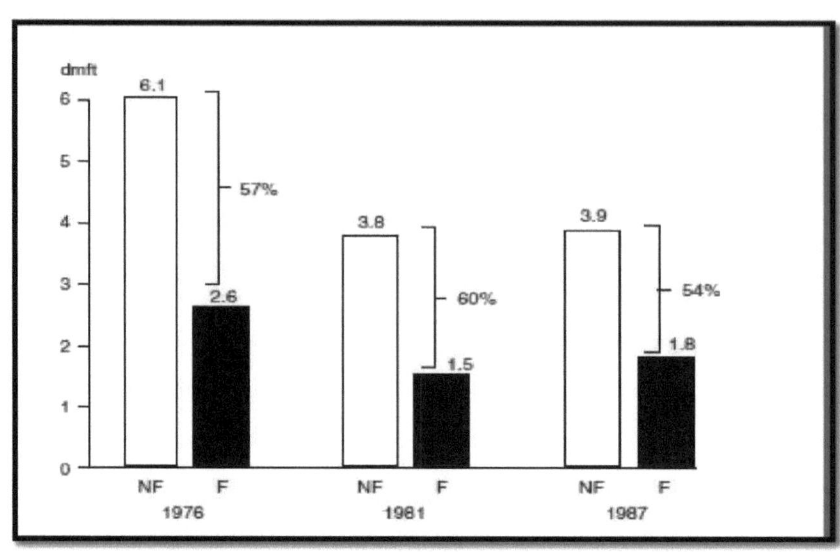

Experiência de cárie (DMFT médio) de crianças de 5 anos de idade em áreas fluoretadas (F: colunas escuras) e não fluoretadas (NF: colunas abertas) do Nordeste de Inglaterra em 1975, 1981 e 1987.

CAPÍTULO 4

Vias de administração de fluoretos

Fluoretos sistémicos

1. Fluoretação da água
2. Fluoretação do sal
3. Fluoretação do leite
4. Comprimidos de flúor
5. Gotas de flúor

Fluoretos tópicos

1. Verniz fluoretado
2. Dentifrícios fluoretados
3. Bochechos com flúor
4. Géis de fluoreto

Fluoretação da água

A fluoretação da água é definida como o ajustamento ascendente controlado da concentração de flúor na água de abastecimento da comunidade, de modo a obter uma redução máxima das cáries a 1 ppm de flúor e um nível clinicamente insignificante de fluorose

1 ppm = 1mg F em 1000ml de água

O flúor está presente em quantidades pequenas, mas muito variáveis, em praticamente todos os solos, fontes de água, plantas e animais e, por conseguinte, é um constituinte normal de todos os regimes alimentares. As concentrações mais elevadas nos mamíferos encontram-se nos ossos e nos dentes. Ao longo de décadas de investigação e de mais de sessenta anos de experiência prática, a fluoretação da água de abastecimento público tem sido responsável por uma melhoria drástica da saúde oral da população. O flúor ocorre naturalmente nos sistemas de água pública como resultado do escoamento da meteorização de rochas e solos que contêm flúor e da lixiviação do solo para as águas subterrâneas. A deposição atmosférica de emissões contendo flúor provenientes de centrais eléctricas a carvão e de outras fontes industriais também contribui para as quantidades encontradas na água, quer por deposição direta, quer por deposição no solo e subsequente escoamento para a água

- Galagan e Vermillion (1957) desenvolveram uma fórmula empírica para estimar a quantidade de ingestão diária de líquidos com base no peso corporal e nas condições climáticas, utilizando a temperatura média anual máxima diária do ar como:[22]

Onde

ppmF=0.34/E

E=-0,038+0,0062 × "t"

E= consumo diário estimado de água para crianças em oz/lb de peso corporal.

- t= temperatura em graus Fahrenheit da zona

Annual Maximum Daily	Recommended optimum	Air Temperature
Temperature	Fluoride, mg/L	
10.0-12.1	50.0-53.7	1.2
12.2-14.6	53.8-58.3	1.1
14.7-17.7	58.4-63.8	1.0
17.8-21.4	63.9-70.6	0.9
21.5-26.2	70.7-79.2	0.8
26.3-32.5	79.3-90.5	0.7

Richard et al (1967) efectuaram um estudo abrangente sobre a temperatura e a fluoretação da água e o aparecimento de fluorose dentária. No estudo, o ponto de corte para determinar os níveis aceitáveis de flúor na água de abastecimento foi a ausência de fluorose moderada. Uma vez que não foi determinada fluorose moderada nas áreas que continham água de abastecimento com um nível de 1,1 - 1,3 ppm de fluoreto e com uma temperatura média de 18°C, foi sugerido que as áreas com temperatura média de 18°C ou inferior deveriam considerar esta concentração de fluoreto como óptima.

Temperature in 'C	Recommended ppm
<18.3	1.1-1.3
18.9-26.6	0.8-1.0
>26.7	0.5-0.7

Para climas mais frios, em que a temperatura média anual máxima do ar é inferior a 10'C (50'F), a concentração de fluoreto na água até 1,3ppm deve ser considerada segura e benéfica

A fluoretação comunitária da água é uma medida de saúde pública muito valiosa porque:

- A água fluoretada de forma ideal é acessível a toda a comunidade, independentemente do estatuto socioeconómico, do nível de escolaridade ou de outras variáveis sociais
- Os indivíduos não precisam de mudar o seu comportamento para obterem os benefícios da fluoretação.
- A exposição frequente a pequenas quantidades de flúor ao longo do tempo torna a fluoretação eficaz ao longo da vida para ajudar a prevenir a cárie dentária.
- A fluoretação da água comunitária é mais económica do que outras formas de tratamento ou aplicação de flúor

Gama de concentrações admissíveis de fluoreto na água potável[23]

SNo	Name of the Organizations	Permissible limit of Fluoride (mg/l)
1	World Health Organization (WHO) International Standards for drinking water	1.5
2	Bureau of Indian Standards (BIS)	1.0
3	The committee on Public Health Engineering (PHE), Govt. of India	1.0
4	Indian Council of Medical Research (ICMR), Govt. of India	1.0

CAPÍTULO 5

Métodos de adição de fluoreto à fluoretação da água

A. O sistema Saturador

B. O sistema de alimentação por via seca

C. O sistema de alimentação de soluções

D. O sistema Venturi

E. O sistema de cones de suspensão Saturator

A. O sistema Saturador:

O princípio do saturador é que uma solução saturada de fluoreto resultará se a água for deixada escorrer através de um leito contendo uma grande quantidade de fluoreto de sódio, e uma pequena bomba então entrega a solução de fluoreto de sódio no sistema de abastecimento de água.

Tipos de sistemas de saturação

1) **Saturador de caudal descendente**: geralmente utilizado em sistemas de água comunitários mais pequenos (os que servem 10 000 pessoas ou menos); não é utilizado atualmente; geralmente utiliza fluoreto de sódio como aditivo de eleição

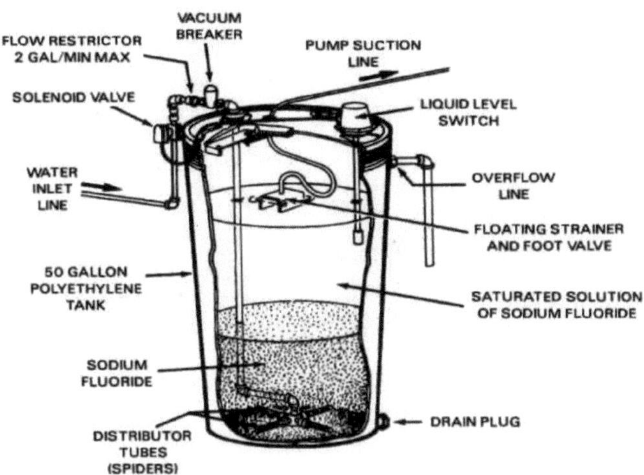

ii) Saturadores de caudal ascendente**: Geralmente utilizados em sistemas de água comunitários mais pequenos (**que servem 10 000 pessoas ou menos).

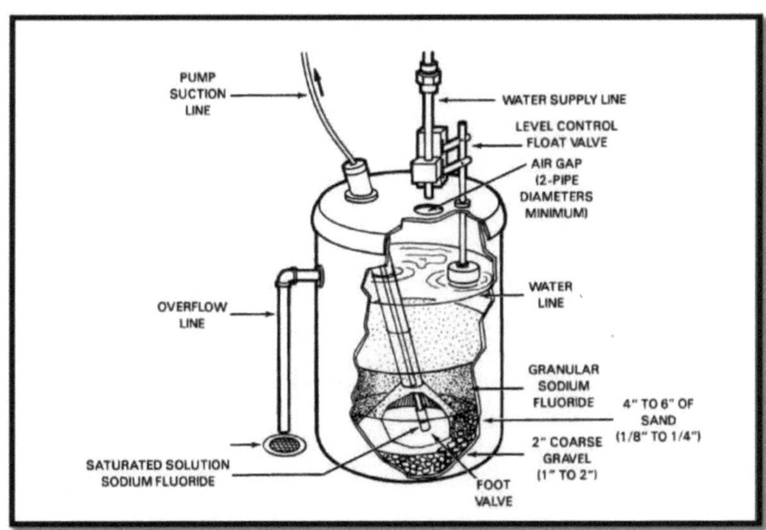

111) **Saturador Venturi** : Geralmente utilizado em sistemas de água comunitários extremamente pequenos (aldeias, campos de caravanas ou edifícios escolares individuais, embora não seja muito utilizado

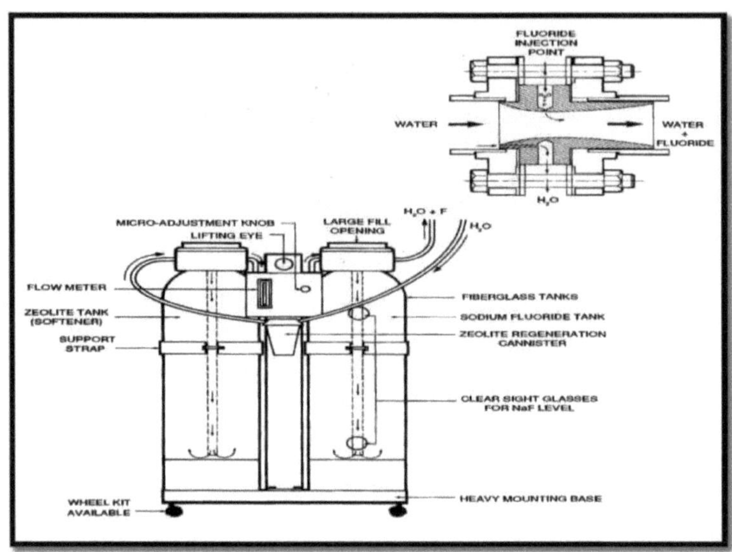

B. O sistema de alimentação por via seca:

Os alimentadores de químicos secos fornecem uma quantidade predeterminada de fluoreto químico num determinado intervalo de tempo. Aqui, o fluoreto de sódio ou silicofluoreto sob a forma de pó é introduzido automaticamente numa bacia de dissolução, mantendo assim a quantidade desejada de fluoreto no abastecimento de água

Tipos:

a. **Alimentadores gravimétricos (tipo correia)**: Geralmente utilizado em sistemas de água comunitários de médio porte (aqueles que atendem aproximadamente 10.000 - 25.000 pessoas). Geralmente utiliza o silicofluoreto de sódio como aditivo de eleição

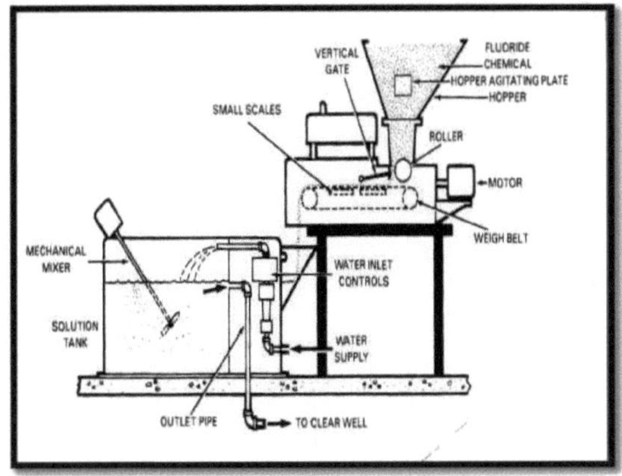

b. **Alimentador volumétrico (tipo rolo / tipo parafuso):** consiste numa combinação de um Mecanismo de acionamento para fornecer um volume constante de composto seco, uma tremonha para armazenar o composto e uma câmara para dissolver o composto antes de o descarregar no abastecimento de água.

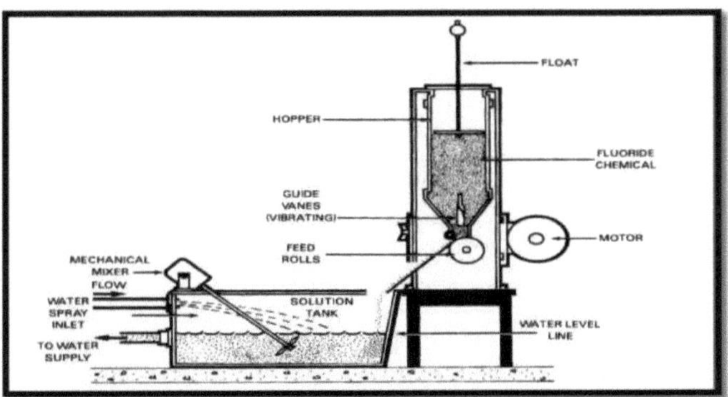

C. O sistema de alimentação de soluções:

Trata-se de uma bomba volumétrica com a adição de uma determinada quantidade de ácido hidrofuosilícico numa proporção da quantidade de água tratada. A solução

O alimentador é geralmente utilizado em comunidades maiores (aquelas que servem 25.000 / mais pessoas).

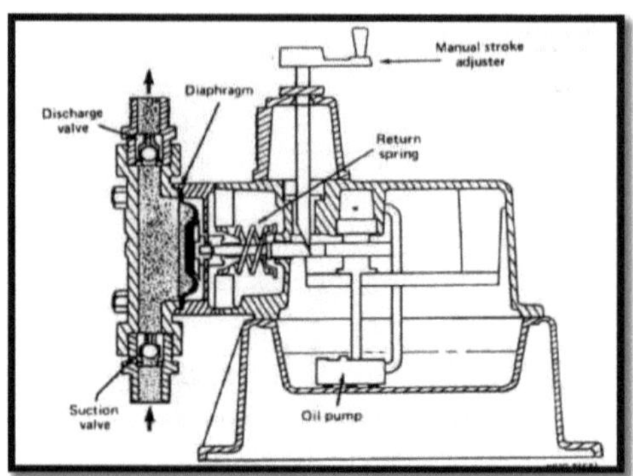

D. O sistema Venturi

É um sistema não elétrico que foi desenvolvido por J.N Leo. Ativado pelo fluxo de água na linha de água principal. Depósito em termoplástico acrílico transparente para inspeção visual direta

Vantagem-

- Simples de instalar.
- Económico.
- Sem risco de sobredosagem

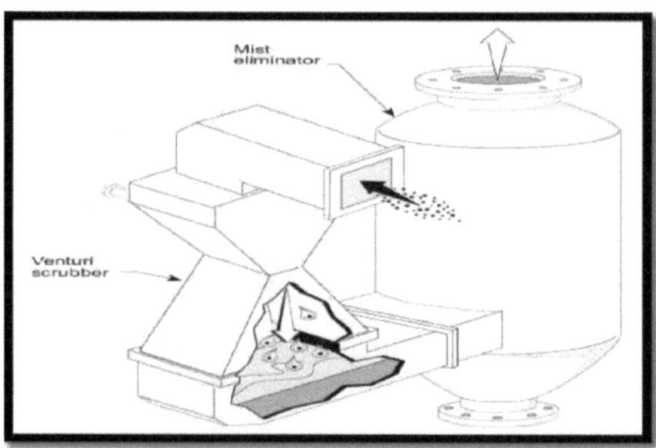

E. **O sistema de cones de suspensão Saturator**

Princípio - Foi desenvolvido pela fábrica de água e esgotos.

- Consiste num cone de cabeça para baixo carregado com um saco de silicofluoreto de sódio, através do qual percola um fluxo constante de água.
- A solução é recolhida no topo por um tubo de plástico perfurado horizontal, que forma a saída .[24]

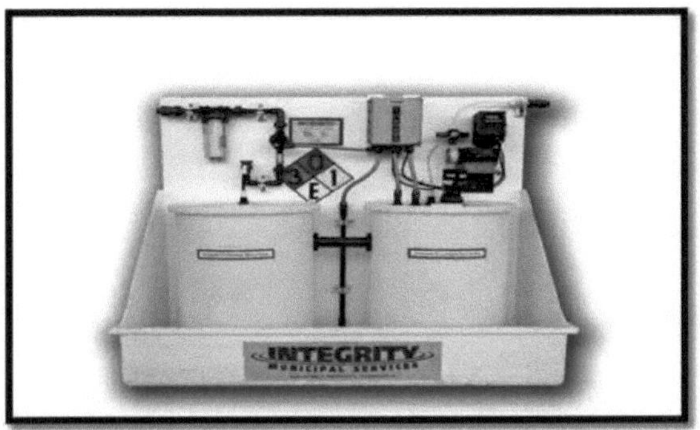

Escolha de equipamento e produtos químicos para a fluoretação da água

Ao planear um sistema de fluoretação, a seleção do produto químico a utilizar como fonte do ião fluoreto terá um peso importante na decisão final quanto ao tipo de equipamento de distribuição a instalar. As caraterísticas gerais do sistema a serem consideradas são:

- Os equipamentos para fluoretação devem ser adaptados às condições locais e às necessidades da rede de água.
- O equipamento deve ser eficaz, seguro e preciso em todas as condições climatéricas.
- Deve ser de tipo normalizado, reconhecido como satisfatório e cuja manutenção seja facilmente assegurada.
- O equipamento deve ter limites de precisão bem definidos. Não deve permitir um erro superior a 5 % em todo o sistema, independentemente da variação da quantidade de água tratada.
- O equipamento deve ser seguro. Para evitar uma dosagem excessiva, deve ser dotado de um mecanismo de segurança que interrompa automaticamente a adição de flúor se o caudal de água na estação de tratamento diminuir subitamente.
- A regulação da distribuição deve ser fácil e rápida.
- O aparelho deve funcionar entre 20% e 80% da sua capacidade total. Esta é uma medida de segurança que assegura uma dosagem máxima de flúor de 5 vezes o nível ótimo em caso de avaria grave, um

nível de flúor que é considerado para um curto período.

- Em cada sistema de fluoretação, deve ser instalado um mecanismo anti-sifão nas tubagens que distribuem a solução de flúor na água, para evitar que uma solução concentrada de flúor entre no sistema de distribuição .[19]

Compostos utilizados na fluoretação da água

As principais formas em que os fluoretos são adicionados à água de abastecimento público devem ser selecionadas aproximadamente. A fluoretação não afecta a aparência, o sabor ou o cheiro da água potável. É normalmente efectuada através da adição dos seguintes compostos:

1) Espatoflúor

2) Fluoreto de sódio-NaF

3) Silicofluoretos SiF

4) Silicofluoreto de sódio -NaSiF

5) Ácido hidrofluorosilícico

6) Silicofluoreto de amónio

a. **Espatoflúor -** É um mineral que contém quantidades variáveis de fluoreto de cálcio (CaF2). O espatoflúor contém cerca de 85-98% de fluoreto de cálcio. É um mineral que contém uma quantidade variável de fluoreto de cálcio.

b. **Fluoreto de sódio (NaF)** - É um material branco, inodoro e de fluxo livre, disponível como pó ou como uma mistura de cristais de vários tamanhos. É fabricado a partir do ácido fluorídrico, um subproduto do espatoflúor. O fluoreto de sódio (NaF) foi o primeiro composto utilizado e é o padrão de referência. É mais caro do que os outros compostos, mas é facilmente manuseado e é normalmente utilizado por empresas de serviços públicos mais pequenas. Está normalmente disponível em sacos de 45 kg.

c. **Silicofluoreto de sódio -** O silicofluoreto **de sódio** é utilizado para o fabrico de sais de silicofluoreto e é de muito baixo custo. A maior parte dos silicofluoretos disponíveis no mercado são obtidos como subprodutos das rochas fosfáticas. Os principais produtos são os superfosfatos, o ácido fosfórico, o fósforo elementar e o superfosfato triplo.

d. **Ácido fluorosilícico (H2sif6)** - O ácido **fluorosilícico** (H2SiF6) é o aditivo mais comummente utilizado para a fluoretação da água. É um líquido barato, subproduto do fabrico de fertilizantes fosfatados. Apresenta-se em diferentes dosagens, tipicamente 23-25%. É também conhecido como ácido hexafluorosilícico, hexafluosilícico, hidrofluosilícico e silicofluorídrico.

e. **Fluorossilicato de sódio (Na2SiF6)-O** fluorossilicato **de sódio** (Na2SiF6) é o sal de sódio do ácido fluorossilícico. É um pó ou cristal muito fino que é mais fácil de transportar do que o ácido fluorossilícico. É também conhecido como silicofluoreto de sódio. Os subprodutos da purificação de sais de fosfato estão comercialmente disponíveis para este composto. As soluções deste composto são corrosivas e os materiais para tubagens, válvulas, bombas e acessórios devem ser escolhidos tendo em conta esta natureza do composto

f. **Ácido hidrofluosilícico -** O ácido hidrofluosilícico é ligeiramente mais caro do que os silicofluoretos, devido ao custo do transporte de líquidos. Está atualmente a ser utilizado. Pode ser fornecido por camião-cisterna com uma capacidade de até 19 000 litros.

g. **Silicofluoreto de amónio - O** silicofluoreto **de amónio** é utilizado em locais onde o amoníaco é utilizado para formar cloraminas com o cloro adicionado à água para o processo de desinfeção. Este composto é produzido através da neutralização do ácido fluorossilícico com amoníaco aquoso ou amoníaco em forma gasosa.

Considerações técnicas sobre a fluoretação da água

A fluoretação pode ser facilmente integrada em estações gerais de tratamento de água, uma vez efectuada a instalação, sendo o principal custo da fluoretação o dos fluoretos utilizados. Para evitar problemas como a obstrução das canalizações e o perigo de poeiras tóxicas, é conveniente utilizar um ácido fluossilícico líquido em vez de fluoreto em pó.

a. **Manutenção e controlo - O** sistema de fluoretação deve ser cuidadosamente mantido de modo a assegurar sempre a máxima eficiência. Deve estar disponível uma quantidade suficiente de peças sobressalentes para o bom funcionamento do equipamento.

b. **Controlo na estação de tratamento de água -** Controlo analítico da concentração de fluoreto à medida que a água sai da estação, utilizando eléctrodos específicos. A análise é vital para determinar se a fluoretação da água está a ser implementada na concentração óptima. Qualquer variação deve ser anotada e o operador deve fazer uma correção imediata. O controlo regular da água de abastecimento é essencial, mesmo nas instalações mais pequenas. Estão disponíveis os seguintes métodos de controlo,

i. Controlo de hora a hora do peso do produto químico introduzido na tremonha. Os alimentadores a seco, se bem mantidos e ajustados, devem ter uma precisão de 5 %.

ii. Teste químico colorimétrico através da adição de um reagente de alizarina de zircónio, devendo o resultado ser comparado com amostras de cor padrão. A exatidão é de aproximadamente 0,1-0,2 ppm de fluoreto. O teste é normalmente efectuado uma ou duas vezes por dia na água efluente.

iii. A concentração uniforme de iões fluoreto deve ser mantida a todo o momento e em todas as partes da rede, através da recolha de amostras. A análise deve ser efectuada várias vezes por dia na estação de tratamento. Estas determinações devem ser anotadas numa folha de registo oficial e a média da determinação diária deve ser incluída num registo, cuja cópia deve ser enviada todos os meses à autoridade responsável.

c. **Controlo da qualidade da análise -** A autoridade responsável deve enviar mensalmente 3 amostras cegas para análise na estação de tratamento de água, as quais são enviadas para avaliação à autoridade responsável para análise no prazo de 48 horas.

d. **Controlo da qualidade da água na rede - O** pessoal deve recolher amostras de água da rede de distribuição uma vez por semana e enviá-las para análise. Isto permitirá verificar a validade dos relatórios mensais e também indicar quaisquer anomalias inerentes à rede de distribuição.

e. **Controlo da qualidade dos fluoretos -** Cada vez que a remessa de fluoretos é recebida, a amostra deve ser analisada para verificar se corresponde aos critérios de qualidade aprovados pela autoridade responsável. Caso contrário, a remessa deve ser substituída.

Avaliação da fluoretação da água

A fluoretação da água é considerada segura no seu nível ótimo. A fluoretação da água só é considerada se existir um abastecimento municipal de água que chegue a um número razoável de casas.

- As pessoas bebem esta água em vez da água de tanques ou poços individuais.
- Existe equipamento adequado disponível numa estação de tratamento ou numa estação de bombagem.
- É assegurado um fornecimento sustentado de um produto químico de fluoreto adequado.
- Há pessoal técnico na estação de tratamento de água para manter o sistema e conservar registos adequados.
- Existe dinheiro suficiente para a instalação inicial e para as despesas de funcionamento.

Benefícios da fluoretação da água

a) O menos dispendioso

b) A forma mais eficaz de chegar a um grande grupo de pessoas

c) Utilização simples do equipamento

d) Tratamento simples .

A fluoretação da água requer um sistema centralizado de distribuição de água por tubagem, que não está disponível nas zonas rurais.

Referendos sobre a fluoretação da água

Nos anos 60, a fluoretação foi introduzida em muitos locais recorrendo a referendos populares para decidir as questões, mas nos últimos anos, os opositores da fluoretação organizaram-se melhor e conseguiram derrotar as propostas de introdução desta medida. A razão para rejeitar uma medida comprovadamente boa para a saúde, quando o público vota contra o seu próprio interesse, explica-se por uma série de factores:

a) Ignorância e confusão por parte do público sobre os benefícios da fluoretação para a saúde dentária.

b) Ambivalência do público em relação à ciência e aos seus produtos, com maior reserva em relação às descobertas científicas que dizem respeito ao corpo humano do que às que são externas aos indivíduos.

c) Interpretação incorrecta dos cientistas e da informação técnica envolvida, permitindo à oposição distorcer as questões e assustar o público.

d) A fluoretação da água não só é segura como é, de longe, o método mais eficaz e eficiente de levar os benefícios de uma baixa concentração contínua de flúor a todo um comité.

Requisitos para a introdução da fluoretação da água a nível comunitário

a) O país ter atingido um nível razoável de desenvolvimento económico

b) Disponibilidade de abastecimento municipal de água a um grande número de habitações

c) Provas de que as pessoas bebem água da rede municipal e não de poços ou cisternas

d) Disponibilidade do equipamento necessário numa estação de tratamento

e) Disponibilidade de um abastecimento fiável de fluoreto químico de qualidade aceitável

f) Disponibilidade de trabalhadores com formação na estação de tratamento de água, capazes de manter o sistema e conservar registos adequados.

g) Disponibilidade de fundos suficientes para a instalação inicial e os custos de funcionamento

h) Um nível de cárie dentária na comunidade que seja elevado ou firme, indicando que o nível de cárie está a aumentar .[19]

Fluoretação por país

A fluoretação artificial da água, do sal e do leite varia de país para país. A fluoretação da água foi introduzida em graus variáveis em muitos países, incluindo Austrália, Brasil, Canadá, Chile, Irlanda, Malásia, EUA e Vietname, e é utilizada por 5,7% da população mundial. A Europa, na sua maioria, não fluoriza a água, embora alguns dos seus países fluorifiquem o sal; na Alemanha, nos Países Baixos e noutros países, a fluoretação da água foi descontinuada. Embora as organizações de saúde e dentárias apoiem a fluoretação da água nos países que a praticam, tem havido uma oposição considerável à fluoretação da água sempre que esta é proposta

África

a. **Egito** - O Egito não fluoriza a água, embora tenha sido iniciado um estudo piloto em Alexandria. Apenas uma fração dos nigerianos recebe água de redes de abastecimento, pelo que a fluoretação da água afectaria apenas algumas pessoas. Um estudo de 2009 concluiu que cerca de 21% das fontes de água são naturalmente fluoretadas no intervalo recomendado de 0,3-0,6 ppm, cerca de 62% têm flúor abaixo deste intervalo e as restantes estão acima deste intervalo

b. **África do Sul** - O Departamento de Saúde da África do Sul recomenda a fluoretação da água potável em algumas áreas. Também aconselha a remoção do flúor da água potável (desfluoretação) quando o teor de flúor é demasiado elevado. A legislação para a fluoretação obrigatória foi introduzida em 2002, mas tem estado suspensa desde então, à espera de mais investigação, após a oposição das empresas de água, dos municípios e do público

Ásia

a. **China**- Na China, a fluoretação da água começou em 1965 na área urbana de Guangzhou. Foi interrompida em 1976-1978 devido à escassez de silico-fluoreto de sódio. Foi retomada apenas no distrito de Fangcun da cidade, devido a objecções, e foi interrompida em 1983. A fluoretação reduziu o número de cáries, mas aumentou a fluorose dentária; os níveis de flúor podem ter sido fixados a níveis demasiado elevados e o equipamento de baixa qualidade levou a concentrações de flúor inconsistentes e frequentemente excessivas. A partir de 2002, não havia fluoretação da água na China

b. **Hong Kong**- Em Hong Kong, a água é totalmente fluoretada, com um nível médio de 0,49 mg/L em 2008

c. **Índia** - A fluoretação da água não é praticada na Índia. Em 2004, tanto a fluorose esquelética como a dentária eram endémicas em pelo menos 20 estados, incluindo Nalgonda, Uttarakhand, Jharkhand e Chhattisgarh. O limite máximo permitido de flúor na água potável na Índia é de 1,2 mg/L e o governo foi obrigado a instalar instalações de remoção de flúor de várias tecnologias para reduzir os níveis de flúor provenientes de resíduos industriais e depósitos minerais. Atualmente, as instalações de osmose inversa são amplamente utilizadas. As instalações de osmose inversa domésticas e de sistemas públicos são comuns no mercado. O governo instalou instalações de osmose inversa em muitos pontos para fornecer água filtrada gratuita. O Rotary Inter National Club de Saratoga, EUA, ajudou a instalar três unidades de osmose inversa em zonas rurais.

d. **Israel-Mekorot**, a empresa nacional de água de Israel, afirma: "No sul do país, não é necessário adicionar flúor porque este se encontra naturalmente na água." A fluoretação da água foi introduzida nas grandes cidades de Israel em 1981, e um esforço nacional para fluoretar toda a água do país foi aprovado em 1988. Em 2002, a União das Autoridades Locais (ULA) e outros peticionaram ao Tribunal Superior de Israel para impedir o Ministério da Saúde de forçar as cidades a implementar a fluoretação da água. Em 2011, cerca de 65% dos municípios e autoridades locais em Israel tinham concordado em permitir a fluoretação, e havia uma oposição ativa à disseminação da fluoretação para as cidades onde ainda não tinha sido instituída. Em 2011, o Comité de Saúde e Bem-Estar do Knesset criticou o Ministério da Saúde pela continuação da fluoretação da água.

e. **Japão - Desde** 2001, menos de 1% da população japonesa utiliza a fluoretação da água.

f. **Coreia do Sul - Em** 2005, o Partido Uri, no poder, propôs legislação para a fluoretação obrigatória da água nos municípios. A legislação falhou e, nessa altura, apenas 29 dos cerca de 250 governos municipais tinham introduzido a fluoretação da água. A fluoretação foi novamente proposta em 2012.

g. **Malásia - Em** 1998, 66% dos malaios estavam a receber água fluoretada. Em 2010, Bernama noticiou que "o Diretor Principal (Saúde Oral) do Ministério da Saúde, Datuk Dr. Norain Abu Taib, disse que apenas 75,5% da população do país está a usufruir dos benefícios da fluoretação da água".

h. **Singapura-Em** 1956, Singapura foi o primeiro país asiático a instituir um programa de fluoretação da água que abrangia 100% da população. A água é fluoretada a um valor típico de 0,4-0,6 mg por litro.

i. **Vietname - Cerca de** 4% da população do Vietname tem água fluoretada, enquanto apenas 70% obtém a sua água de abastecimento público.

Europa

Muitos países europeus rejeitaram a fluoretação da água em geral. Estes incluem: Áustria, Bélgica, Finlândia, França, Alemanha, Hungria, Luxemburgo, Países Baixos, Irlanda do Norte, Noruega, Suécia, Suíça, Escócia, Islândia e Itália. Um inquérito realizado em 2003 a mais de 500 europeus de 16 países concluiu que "a grande maioria das pessoas se opõe à fluoretação da água".

a. **Áustria-** A Áustria nunca implementou a fluoretação.

b. **Bélgica - A Bélgica** não procede à fluoretação da água de abastecimento, embora a legislação o permita.

c. **República Checa -** A República **Checa** (anteriormente Checoslováquia) iniciou a fluoretação da água em 1958 em Tabor. Em Praga, a fluoretação começou em 1975. Foi interrompida em Praga em 1988 e, posteriormente, em todo o país. Desde 2008 que a água não é fluoretada. Existe sal fluoretado.

d. **Croácia - A Croácia** não procede à fluoretação da água.

e. **Dinamarca-** De acordo com o Ministério do Ambiente e da Energia dinamarquês, "nunca foram adicionados fluoretos tóxicos ao abastecimento público de água", pelo que a Dinamarca não pratica a fluoretação artificial da água.

f. **Finlândia - O** governo finlandês apoia a fluoretação (citação necessária), embora apenas uma comunidade de 70 000 pessoas tenha sido fluoretada, Kuopio. Kuopio suspendeu a fluoretação em 1992.

g. **França** - O sal **fluoretado** está disponível em França e 3% da população utiliza água naturalmente fluoretada, mas a água não é fluoretada artificialmente.

h. Alemanha - A água **potável** não é fluoretada em nenhuma parte da Alemanha. Uma experiência, iniciada em 1952 em Kassel-Wahlershausen, foi interrompida em 1971.

i. Grécia-Não existe fluoretação da água na Grécia.

j. Hungria-No início da década de 1960, a cidade de Szolnok fluoretou brevemente a sua água. O programa foi interrompido devido a problemas técnicos e ao facto de a fluoretação não parecer razoável.

k. Irlanda - Na República da Irlanda, a maioria da água potável é fluoretada; 71% da população em 2002 residia em comunidades fluoretadas. O agente de fluoretação utilizado é o ácido hidrofluosilícico (HFSA; H_2SiF_6). Num inquérito público de 2002, 45% dos inquiridos manifestaram alguma preocupação com a fluoretação.

l. Países Baixos - A água foi fluoretada em grande parte dos Países Baixos de 1960 a 1973, altura em que o Conselho Superior dos Países Baixos declarou não autorizada a fluoretação da água potável. As autoridades neerlandesas não tinham qualquer base jurídica para adicionar produtos químicos à água potável, se não melhorassem a segurança enquanto tal. A água potável não é fluoretada em nenhuma parte dos Países Baixos desde 1973.

m. Noruega-Em 2000, representantes do Instituto Nacional Norueguês de Saúde Pública informaram que nenhuma cidade da Noruega estava a praticar a fluoretação da água. A questão tinha sido objeto de um intenso debate por volta de 1980, mas não havia qualquer discussão política em curso em 2000.

n. Espanha - Cerca de 10% da população recebe água fluoretada.

o. Suécia-Em 1952, Norrkoping, na Suécia, tornou-se uma das primeiras cidades da Europa a fluoretar a sua água de abastecimento. Foi declarada ilegal pelo Supremo Tribunal Administrativo da Suécia em 1961, relegalizada em 1962 e finalmente proibida pelo parlamento em 1971, após um debate considerável. A maioria do parlamento afirmou que existiam outras e melhores formas de reduzir as cáries dentárias do que a fluoretação da água. Recomendaram outras formas de reduzir a cárie dentária (melhorar os hábitos alimentares e de higiene oral) em vez de fluoretar a água da torneira. Verificaram também que muitas pessoas consideravam que a fluoretação infringia a liberdade pessoal/liberdade de escolha, obrigando-as a serem medicadas, e que os efeitos a longo prazo da fluoretação não eram suficientemente reconhecidos. Faltava também um estudo adequado sobre os efeitos da fluoretação nos bebés alimentados com fórmulas.

p. Suíça - Na Suíça, desde 1962, dois programas de fluoretação funcionavam em simultâneo: a fluoretação da água na cidade de Basileia e a fluoretação do sal no resto da Suíça (cerca de 83% do sal doméstico vendido tinha flúor adicionado). No entanto, tornou-se cada vez mais difícil manter os dois programas separados. Como resultado, presumiu-se que uma parte da população de Basileia utilizava tanto o sal como a água fluoretados. A fim de corrigir esta situação, em abril de 2003 o Parlamento do Estado concordou em pôr termo à fluoretação da água e alargar oficialmente a fluoretação do sal a Basileia.

q. Reino Unido - Cerca de 10% da população do Reino Unido recebe água fluoretada, cerca de meio milhão de pessoas recebem água naturalmente fluoretada com fluoreto de cálcio, que é diferente do fluoreto de sódio, e cerca de 6 milhões no total recebem água fluoretada.

América

a. Canadá - A decisão de fluoretar ou não cabe aos governos locais, com diretrizes definidas pelos governos provinciais, territoriais e federais. Brantford, Ontário, tornou-se a primeira cidade do Canadá a fluoretar o seu abastecimento de água em 1945. Em 1955, Toronto aprovou a fluoretação da água, mas atrasou a implementação do programa até 1963, devido a uma campanha contra a fluoretação levada a cabo pelo radialista Gordon Sinclair. Atualmente, a cidade continua a fluoretar a sua água. Em 2008, os níveis de flúor recomendados no Canadá foram reduzidos de 0,8-1,0 mg/L para 0,7 mg/L para minimizar o risco de fluorose dentária.

Ontário, Alberta e Manitoba têm as taxas mais elevadas de fluoretação, cerca de 70-75%. As taxas mais baixas encontram-se no Quebeque (cerca de 6%), na Colúmbia Britânica (cerca de 4%) e na Terra Nova e Labrador (1,5%), sendo que Nunavut e Yukon não têm qualquer fluoretação.

Globalmente, cerca de 45% da população canadiana tinha acesso a água fluoretada em 2007. Um inquérito de 2008 revelou que cerca de metade dos adultos canadianos conhecia a fluoretação e, destes, 62% apoiavam a ideia. Em 2010, a região de Waterloo realizou um referendo para que os residentes decidissem se a fluoretação da água deveria continuar. Em 2011, o conselho municipal de Calgary votou para deixar de adicionar flúor à água potável da cidade, tendo iniciado a fluoretação da água em 1991.

b. Estados Unidos - Em maio de 2000, 42 das 50 maiores cidades dos EUA tinham água fluoretada. Em 2010, 66% de todos os residentes dos EUA e 74% dos residentes dos EUA com acesso a sistemas de água comunitários recebem água fluoretada. Em 2010, um estudo dos Centros de Controlo e Prevenção de Doenças dos EUA determinou que "40,7% dos

adolescentes com idades compreendidas entre os 12 e os 15 anos apresentavam fluorose dentária [em 1999-2004]".

Em resposta, o U.S. Department of Health and Human Services (Departamento de Saúde e Serviços Humanos dos EUA), juntamente com a U.S. Environmental Protection Agency (Agência de Proteção Ambiental dos EUA), estão a propor a redução do nível recomendado de flúor na água potável para o limite inferior da gama atual, 0,7 miligramas por litro de água (mg/L), em relação ao anterior máximo recomendado de 1,2 mg/L. Esta medida poderá efetivamente pôr termo à fluoretação da água municipal em zonas onde os níveis de flúor provenientes de depósitos minerais e da poluição industrial excedem a nova recomendação.

Austrália

a. Austrália - Residentes **australianos** servidos com fluoretação da água comunitária, 2005 e 2012. As percentagens são as proporções da população residente servida por abastecimentos públicos de água que estão a receber água fluoretada.A Austrália fornece agora água fluoretada a 70% ou mais da população em todos os estados e territórios. Muitos dos abastecimentos de água potável da Austrália começaram a ser fluoretados nas décadas de 1960 e 1970. Em 1984, quase 66% da população australiana tinha acesso a água potável fluoretada, representada por 850 vilas e cidades.

Algumas zonas da Austrália têm níveis naturais de flúor nas águas subterrâneas, que se estimou em 1991 fornecerem água potável a aproximadamente 0,9% da população. A primeira cidade a fluoretar o abastecimento de água na Austrália foi Beaconsfield, Tasmânia, em 1953. Queensland tornou-se o último estado a exigir formalmente a adição de flúor ao abastecimento público de água potável em dezembro de 2008.

b. Nova Zelândia - A utilização da fluoretação da água começou na Nova Zelândia em Hastings, em 1954. Em 1957, realizou-se uma comissão de inquérito e a sua utilização expandiu-se rapidamente em meados da década de 1960. A Nova Zelândia tem atualmente água fluoretada fornecida a cerca de metade da população total. Dos seis principais centros, apenas Christchurch e Tauranga não têm abastecimento de água fluoretada. Em 2013, um comité da Câmara Municipal de Hamilton votou a favor da remoção do flúor a partir do final de junho de 2013.

América do Sul

a. Brasil- A fluoretação da água foi adotada pela primeira vez no Brasil na cidade de Baixo Guandu, ES, em 1953. Uma lei federal de 1974 exigiu que as estações de tratamento de água novas ou ampliadas tivessem fluoretação, e sua disponibilidade foi bastante ampliada na década de 1980, com níveis ótimos de fluoretação estabelecidos em 0,8 mg/L.

b. Chile - No Chile, 70,5% da população recebe água fluoretada (10,1 milhões adicionada por meios químicos, 604 000 de ocorrência natural) .[25]

CAPÍTULO 6

AVALIAÇÃO DA FLUORETAÇÃO DA ÁGUA

A fluoretação da água é considerada segura no seu nível ótimo.

A fluoretação da água só é considerada se

- Existe um abastecimento de água municipal que chega a um número razoável de habitações.
- As pessoas bebem esta água em vez da água de tanques ou poços individuais.
- Existe equipamento adequado disponível numa estação de tratamento ou numa estação de bombagem.
- É assegurado um fornecimento sustentado de um produto químico de fluoreto adequado.
- Há pessoal técnico na estação de tratamento de água para manter o sistema e conservar registos adequados.
- Existe dinheiro suficiente para a instalação inicial e para as despesas de funcionamento.

BENEFÍCIOS DA FLUORETAÇÃO DA ÁGUA

- O mais económico
- A forma mais eficaz de chegar a um grande grupo de pessoas
- Utilização simples do equipamento
- Manuseamento descomplicado
- **Dentição primária:** estudos demonstraram uma redução de 40-50% das cáries dentárias em crianças.
- **Dentição permanente:** estudos demonstraram uma redução de 50-70% das cáries dentárias em crianças.

- Efeito preventivo da cárie a longo prazo

- Estudos efectuados por Stamm e Banting (1980) , Esmail e Eklund (1986) mostraram uma redução das cáries radiculares em adultos.

- Relação entre a classe social e o efeito da fluoretação da água:

Os estudos de Newcastle e Northumberland, Bradnock, Marchment e Carmichael (1980) mostraram que a fluoretação tem o maior efeito no grupo de classe social mais baixa.

Questões relativas à fluoretação da água

Embora a fluoretação da água como medida de saúde pública tenha agora quase 50 anos, uma série de questões relacionadas com o assunto continuam a ser debatidas entre os cientistas dentários. Por exemplo, a alegada associação entre o flúor e o cancro, rejeitada por vários cientistas e organismos (Knox, 1985), recebeu recentemente mais alguma atenção com o relatório de um estudo realizado pelo Programa Nacional de Toxicologia (NTP) nos EUA. O estudo encontrou um pequeno número de osteossarcomas em ratos machos alimentados com níveis elevados de fluoreto, sem aumento de cancros em ratos fêmeas ou em ratinhos de ambos os sexos

Desde a década de 1960, fontes adicionais de flúor tornaram-se disponíveis através do aumento da utilização de flúor em produtos dentários, como pastas de dentes, enxaguantes bucais e comprimidos. O benefício adicional que pode ser derivado do uso de água fluoretada numa comunidade que experimentou um grande declínio na cárie dentária após o uso generalizado de pastas dentífricas com flúor tem sido questionado devido ao alegado aumento das formas muito ligeiras e ligeiras de fluorose em comunidades servidas com água fluoretada e nas quais as pastas dentífricas com flúor são amplamente utilizadas desde a infância. (Richards A, Fejerskov O, Larsen MJ (1992).

Outra questão que está a receber alguma atenção recentemente é a relação custo-eficácia da fluoretação da água (Birch S 1990). O custo relativo da fluoretação da água nas comunidades. Os níveis mais baixos de cárie reduziram a eficácia da fluoretação da água em termos de número de lesões cariosas salvas, enquanto o custo da fluoretação do abastecimento de água também mudou ao longo dos anos. Uma comparação na Irlanda dos custos de 1987 da fluoretação da água e de um programa quinzenal de bochechos com flúor mostrou que o custo do primeiro era de £0,34 por habitante e o do segundo era de £1,60 por habitante [26]

Viabilidade na Índia

Com base nos nossos conhecimentos actuais sobre o aumento da prevalência da cárie dentária, o desenvolvimento da economia do nosso país, o rácio de população dentista de 1:80.000 e a falta de sensibilização para a prevenção da doença oral, a fluoretação da água comunitária parece ser a medida de saúde pública mais eficaz, prática e económica para a prevenção da cárie dentária, uma vez que esta medida estende os seus benefícios a todos os residentes da comunidade sem necessidade de um esforço consciente por parte do residente. Mas o único senão é que só pode ser implementada em áreas que têm um sistema central de abastecimento de água canalizada. Atualmente, a maior parte das cidades e vilas da Índia, que cobrem 30% da população, têm abastecimento de água canalizada, pelo que deve ser feito um esforço junto das autoridades competentes para instituir a fluoretação da água, pelo menos nessas áreas.[27]

CAPÍTULO 7

FLUORETAÇÃO DA ÁGUA DAS ESCOLAS

A fluoretação da água escolar é um dos métodos de fornecimento de fluoretos sistémicos às crianças através do abastecimento de água escolar. São utilizados níveis mais elevados de flúor na água da escola do que na água pública, devido ao tempo limitado que as crianças estão na escola. O custo relativamente baixo do equipamento e dos produtos químicos necessários pode ser facilmente justificado se se tiver em conta a quantidade de cáries dentárias que podem ser evitadas.

Ast et al (1956), Hill ,Blayney e Wolf (1957)e Arnold (1956) observaram, durante os estudos de fluoretação da água pública nos EUA, que as crianças que receberam água fluoretada pela primeira vez aos 6 anos de idade beneficiaram substancialmente.

Em segundo lugar, as crianças que viviam em casas que recebiam água com um nível insignificante de flúor, mas que frequentavam uma escola com um abastecimento de água contendo 3,5 ppm de F (de ocorrência natural), receberam benefícios consideráveis deste nível elevado de flúor na escola (Barron e Lewis 1968)

Em terceiro lugar, as crianças que frequentaram pela primeira vez a escola em Bauxite, EUA, com 13,7 ppm de F na água potável aos 6 anos de idade, não desenvolveram fluorose (Kempf e Mckay 1930)

Justificação

Nas comunidades sem abastecimento central de água ou com abastecimento de água deficiente em flúor, pode recomendar-se, pelo menos, a fluoretação da água da escola para as crianças em idade escolar

A fluoretação da água das escolas reduz as cáries dentárias em 40%, sendo o seu efeito primário sistémico e também tópico. Para obter o máximo benefício, as crianças devem frequentar a escola regularmente e permanecer nela até concluírem o ensino secundário superior

Porquê fluoretar a água das escolas?

Ocorre uma absorção considerável de flúor entre a conclusão da calcificação dos dentes permanentes e a sua erupção.

> Uma parte considerável da dentição permanente calcifica-se após os 6 anos de idade.

> Os dentes erupcionados obtêm algum benefício do efeito tópico da água fluoretada.

> A exposição a tempo parcial a água fluoretada ajuda a aumentar a resistência do esmalte às cáries .[26]

Estudos sobre a fluoretação da água nas escolas

> Em 1954, um estudo piloto de fluoretação da água das escolas foi iniciado em St. Thomas, Ilhas Virgens Americanas, pela divisão de saúde dentária da saúde pública dos EUA.

> 1962 - Crianças de 7-13 anos de idade foram examinadas e mostraram uma redução de 21,9% das cáries. (Horowitz, Law e Pritzker, 1965).

> Heifetz et al 1983 -12 anos de estudo (6,3ppm) -47% de redução.

> Num estudo realizado em crianças com idades compreendidas entre os 6 e os 17 anos no condado de Pike, no Kentucky, e em Elk Lake, na Pensilvânia, o F foi adicionado a dois abastecimentos de água escolar a um nível de 3 ppm. Resultado: A redução de cáries foi de 2,35 DMFT em Pike County e 2,62 DMFT em Elk Lake .[28]

> [29]Em 1968, em Seagrove, Carolina do Norte, foi adicionado flúor ao abastecimento de água de uma escola rural (1º ao 12º ano) a um nível de 6,3 ppm, sete vezes o nível ótimo recomendado para a fluoretação da água comunitária na zona.

<u>Montante</u>

A concentração recomendada de fluoreto para a fluoretação da água das escolas é de 4,5 ppm. As razões para recomendar uma concentração elevada de fluoreto na fluoretação da água das escolas são

i) Os alunos recebem apenas uma pequena parte da ingestão diária de água quando estão na escola

ii) Os alunos não podem frequentar a escola durante todo o ano

iii) A frequência com que as crianças bebem água na escola é variável

iv) As crianças frequentam a escola apenas durante um par de horas.

Vantagens

- Relação custo-eficácia.
- A experiência de cárie é elevada durante o período de desenvolvimento
- Nenhum esforço por parte do destinatário.
- Viável
- Não é necessário qualquer esforço por parte dos destinatários.

Desvantagens

i) A desvantagem mais aparente da fluoretação da água das escolas é o facto de as crianças terem pelo menos 5 anos de idade, e possivelmente 6, antes de começarem a frequentar a escola e a consumir a água, enquanto que os benefícios máximos ocorrem quando a água fluoretada é consumida desde o nascimento.

ii) É necessária a cooperação das autoridades escolares

iii) Nem todas as crianças podem frequentar a escola durante todo o dia[21]

A fluoretação do sal é a adição controlada de fluoreto, geralmente fluoreto de sódio e de potássio, durante o fabrico de sal para consumo humano. A fluoretação do sal é o melhor método alternativo à fluoretação da água comunitária para a prevenção da cárie dentária em grande escala. Foi introduzida pela Wespi em 1948 na Suíça, desde 1955 e, em 1970, mais de três quartos do sal doméstico vendido na Suíça era fluoretado a 90 mg de fluoreto por kg de sal.

O sal goza de vantagens únicas como veículo para a fortificação com micronutrientes na maior parte do mundo, em termos de acesso universal, uniformidade de consumo e baixo custo da fortificação

Os termos frequentemente utilizados para o sal alimentar ou comestível para consumo humano são:

1) Sal doméstico

- o sal é vendido em sacos ou embalagens de 250-1500 g para uso doméstico em alguns países; o sal em pequenos sacos é também utilizado por grandes cozinhas de restaurantes ou hospitais, cantinas, etc.

2) Sal de mesa

- sal utilizado exclusivamente na mesa
- sal de mesa especial que contém agentes de fluxo livre (em alguns documentos antigos, o termo "sal de mesa", que faz parte do sal doméstico, foi utilizado quando na realidade significava sal doméstico)

3) Sal de padeiro, utilizado em alguns países, em sacos grandes

4) Sal distribuído em *grandes sacos* utilizados pela indústria alimentar.[30]

Produção de sal fluoretado

Para uma prevenção eficaz das cáries, o flúor deve estar presente na forma iónica quando o sal (NaCl) é dissolvido na água. O carbonato de cálcio e certos metais pesados reduzem fortemente a forma iónica do fluoreto. Este problema deve ser verificado nas fases iniciais do processo de planeamento da fluoretação do sal. Os factores que podem colocar problemas estão relacionados com o sal grosso com granulometria muito variável, a utilização de NaF (pó fino e barato) ou de KF (higroscópico) e a humidade variável na unidade de produção. Existem essencialmente dois processos diferentes de produção de sal:

1. Processamento por lotes - Uma quantidade fixa de um composto de fluoreto (maioritariamente NaF ou KF) é adicionada a uma quantidade fixa de sal refinado. Exemplo: 765g de KF são adicionados a uma tonelada (999.235g ou cerca de um milhão de gramas) de sal refinado; 765g de sal F contêm 250mg de flúor). Na mistura resultante de uma tonelada, a concentração de fluoreto é então de 250ppm F. Correspondentemente, são necessários 552g de NaF para produzir uma tonelada de sal contendo 250ppm F. Para o processamento em lote, pode ser utilizado NaF, sendo este sal fluoretado muito mais barato.

   A mistura de pós refuta o pressuposto de que quanto maior for o tempo de mistura, melhor será a homogeneidade. Na Costa Rica, por exemplo, são utilizados misturadores de uma tonelada (habitualmente utilizados para misturar alimentos para animais) para adicionar o flúor. Verificou-se que a melhor mistura - ou seja, a distribuição mais homogénea do flúor numa tonelada de sal - era obtida após

20 minutos de mistura. Para além deste ponto, o flúor tinha tendência a acumular-se seletivamente no fundo do cone de mistura. Foi necessária uma simples observação no local para obter o melhor resultado.

2. Processamento contínuo - Em grandes instalações de produção onde o processamento contínuo de sal é comum, o procedimento consiste frequentemente em pulverizar uma solução concentrada de flúor doseada através de um bocal sobre o sal que passa numa correia transportadora por baixo. A quantidade de sal que passa sob o bocal deve ser continuamente avaliada e determina a quantidade de solução de flúor a ser pulverizada, de acordo com a concentração de flúor especificada por lei ou decreto. Exemplo: num segundo, um quilograma de sal já refinado e seco passa sob o bocal a partir do qual a solução concentrada é pulverizada (1kg de sal por segundo corresponde a uma produção anual de 10.000 a 20.000 toneladas, dependendo da produção nos turnos noturnos e fins-de-semana). A solução deve, portanto, pulverizar 0,25 g de fluoreto por segundo. Se for utilizada uma solução concentrada de 15% de KF para pulverização (uma solução de 15% de KF é equivalente a 5% de F), devem ser pulverizados 5 g da solução (contendo 250 mg de fluoreto) no sal que passa por baixo. Nas instalações de produção contínua, o fluoreto de potássio (KF) é o composto preferido devido à sua elevada solubilidade em água. Embora o custo do KF seja insignificante nos países ricos, os países em desenvolvimento podem considerar proibitiva a compra do KF relativamente caro no estrangeiro e as suas propriedades higroscópicas muito fortes são susceptíveis de colocar problemas de armazenamento.

Alguns métodos muito simples de controlo da produção

Qualquer refinaria escolhida para adicionar flúor deve, no mínimo, manter registos da sua produção de sal. Se a produção for de mil toneladas (métricas) de sal fluoretado (250ppm F) num mês, a quantidade de NaF utilizada deve ser de 552kg. Se as existências tiverem sido esgotadas em menos de 552 kg, o sal não pode conter 250 mgF/kg, como exigido. Se o stock foi esgotado em mais de 552 kg, a concentração no produto final - o sal - era demasiado elevada e/ou perdeu-se algum fluoreto no processo de produção.

Quando o fluoreto é adicionado antes da secagem do sal, a secagem final, que requer ar, pode remover parte do fluoreto sob a forma de um pó muito fino. Em ensaios efectuados em

Na Suíça, cerca de 300 ppm de F foram adicionados ao sal (numa solução supersaturada de NaF), conservando ainda cerca de 5% de humidade. Após a secagem final que levou a alguma perda, a concentração necessária (250ppmF) foi finalmente obtida, mas não com fiabilidade satisfatória.

Nas fases experimentais, que exigiam uma produção de apenas cerca de 50 toneladas por ano, esta solução foi considerada aceitável. Para a produção subsequente a nível nacional, a utilização de uma solução concentrada de KF pulverizada sobre o sal foi a solução definitiva .[31]

Limites de tolerância para as variações de concentração

As normas de controlo de qualidade do sal fluoretado podem ser caracterizadas da seguinte forma: O flúor não é um produto farmacêutico. As suas concentrações não precisam de ser estritamente constantes, como é exigido para as preparações farmacêuticas, por outro lado, as variações não devem exceder certos limites. Existem dois tipos de variações:

a. Variações de hora a hora ou diárias (em produção contínua) ou variações de lote para lote. - Este tipo de variação depende em grande medida da técnica utilizada pela unidade de produção. Na União Europeia, o peso mínimo das amostras de sal adequadas para a análise dos fluoretos é de 50g. As variações dentro destes 50 g podem ser consideráveis e podem ser adequados pesos de amostra de 5-10 g, especialmente nas fases iniciais de ensaio das máquinas.

b. Desvios sistemáticos a longo prazo da concentração requerida - Isto significa que a maior parte, ou possivelmente todas as amostras, estão abaixo ou acima da concentração requerida. Esta inexatidão é visualizada através da representação gráfica das médias das amostras ao longo do tempo. Obviamente, a exatidão tem de ser atingida em última instância. Nos primeiros meses de produção, a concentração média pode estar 20 ou 30 por cento abaixo ou acima do nível exigido devido a imprevisibilidades na maquinaria. Isto não é preocupante quando as correcções necessárias são feitas dentro de quatro a seis meses após o início da fluoretação, após o que a imprecisão não deve exceder 15%. Em todos os registos, as concentrações médias devem estar muito próximas da concentração recomendada por lei ou diretivas.

Segurança dos trabalhadores

Devem ser utilizadas máscaras contra o pó e luvas sempre que necessário. Todas as medidas de segurança dependem do tipo de aparelho utilizado para a fluoretação. São necessárias salvaguardas contra acidentes, bem como contra a ingestão crónica elevada de fluoreto pelos trabalhadores. Atualmente, valores inferiores a 4mg/l de urina (ou 4ppmF) são considerados seguros. A ingestão crónica de quantidades invulgarmente elevadas de fluoreto foi observada em trabalhadores de fábricas de alumínio. Até 7ppm F na urina não provoca fluorose esquelética. A fluorose dentária é causada pela ingestão elevada de flúor durante a formação dos dentes, pelo que não constitui um problema em humanos com mais de 8-10 anos de idade.

Implementação logística da fluoretação do sal

A fluoretação do sal tem-se limitado essencialmente ao sal doméstico e/ou ao sal de mesa. Do ponto de vista da saúde pública, seria preferível fluoretar todos os tipos de sal destinados ao consumo humano.

A quantidade de sal fluoretado ingerida pode diminuir com o aumento do consumo de alimentos transformados se os transformadores não utilizarem sal fluoretado. Dado que as refeições transformadas e prontas a consumir estão a ganhar popularidade, é necessário compensar a correspondente redução da ingestão de flúor proveniente do sal doméstico. Isto pode ser conseguido quer através do fornecimento de sal fluoretado ao sector da indústria alimentar, quer através do aumento do teor de flúor do sal doméstico

Uma série de factores favoreceu a implementação da fluoretação do sal na Suíça, incluindo os seguintes

- Abastecimentos de água descentralizados ou misturados que constituem um obstáculo económico à fluoretação da água.
- Níveis baixos e uniformes de fluoreto na água em todo o país, exceto em algumas zonas.
- Fluoretação centralizada do sal sob o monopólio do Estado.
- Propriedade pública da fábrica de produção de sal.
- Baixo custo da fluoretação do sal.
- O sucesso do sal iodado desde 1920.
- Investigação substancial no país.
- Resultados bem sucedidos na Colômbia e na Hungria e informações científicas adicionais de Espanha e da Suécia.

Custo-eficácia da fluoretação do sal

A produção de sal com teores de fluoreto de 90-250mg por quilo é relativamente simples. O fluoreto de sódio ou de cálcio pode ser misturado com um sal ligeiramente húmido, ou misturado com um condicionador de fluxo, como o fosfato tricálcico, e depois misturado com sal seco. Não existem outros custos especiais de administração, supervisão ou distribuição com a fluoretação do sal, exceto o custo indireto de educar o público para a sua utilização .[32]

Produção de sal fluoretado

Quando um composto de flúor é adicionado ao sal, espera-se que seja feito de forma a atingir um nível consistente de ião fluoreto no sal e que o faça de uma forma rentável, eficiente e conveniente, sem afetar o sabor, a aparência, a fluidez ou o prazo de validade do sal embalado. Para tal, é necessário ter em conta a natureza do químico fluoreto e as propriedades do ião fluoreto na concentração desejada, bem como o método de adição e outros aspectos operacionais do processo de fluoretação. A adição de fluoreto ao sal é realizada pelo método húmido ou pelo método seco, sendo ambos utilizados em toda a Região. O método húmido é normalmente utilizado para a dosagem contínua em média e grande escala. O método seco é normalmente utilizado em operações descontínuas de pequena a média escala. Tenha em mente que o processamento e a fortificação do sal com iodeto e fluoreto é um processo industrial. Os procedimentos, salvaguardas e padrões de qualidade exigidos para um processo industrial moderno têm de ser incorporados e cumpridos para garantir o fabrico bem sucedido e consistente de sal fluoretado. Independentemente do processo utilizado para fluoretar o sal, são necessários os seguintes sistemas e instalações:

a) Uma instalação segura para armazenar produtos químicos de fluoreto.

b) Um sistema para a medição e controlo da quantidade (peso) de fluoreto para um determinado peso de sal.

c) Um sistema de medição e controlo da quantidade de sal.

d) Um sistema que assegure a dispersão do composto de fluoreto no sal e a homogeneidade da mistura sal-fluoreto.

e) Um sistema de controlo de qualidade que inclua a recolha de dados e a monitorização do processo, bem como equipamento para analisar e registar a concentração de fluoreto no sal.

Os processos em si são simples. Para o método seco, um produto químico de flúor é adicionado ao sal na proporção necessária e depois misturado cuidadosamente. Para o método húmido, o produto químico de flúor é dissolvido em água e pulverizado sobre uma quantidade conhecida de sal na proporção necessária; a mistura completa resulta em sal fluoretado.

Para cada método, os procedimentos normalizados para a produção de sal fluoretado são os seguintes

1. Calcule a quantidade necessária de fluoreto químico que, quando adicionado a uma unidade de peso de sal, resultará numa concentração de iões fluoreto de 200 a 250ppm.
2. Medir esta quantidade de fluoreto químico.
3. Adicionar a uma quantidade unitária de sal, dispersando o fluoreto tanto quanto possível
4. Misturar bem.

Produtos químicos de fluoretação

Os produtos químicos utilizados na fluoretação do sal são o fluoreto de sódio (NaF) e o fluoreto de potássio (KF). Adiciona-se ao sal um dos dois produtos químicos para produzir sal fluoretado - fluoreto de sódio (NaF) no método seco ou fluoreto de potássio (KF) no método húmido. Existe também uma forma hidratada de fluoreto de potássio (KF2H2O).

a. **O Método Seco -** No método seco, quantidades pesadas de fluoreto de sódio são adicionadas a um lote conhecido de sal. Como a fluoretação e a iodização do sal são normalmente efectuadas ao mesmo tempo, utilizando o mesmo equipamento, são normalmente feitas pré-misturas. As pré-misturas consistem em fluoreto de sódio, iodato de potássio, carbonato de cálcio e sal refinado não iodado. A fórmula da pré-mistura é calculada de modo a que a concentração alvo de fluoreto e iodeto seja atingida quando o peso da pré-mistura é adicionado ao lote. As pré-misturas são frequentemente feitas misturando o fluoreto de sódio e o sal com uma pré-mistura existente, disponível comercialmente, chamada "yodo-cal". O yodocal é uma mistura de oito partes de carbonato de cálcio e uma parte de iodato de potássio. As concentrações alvo são normalmente 225ppm de fluoreto e 60ppm de iodeto. A adição da pré-mistura é feita num misturador de sal. Os misturadores variam de máquinas de pás rotativas e de fitas rotativas a misturadores rotativos e cones de mistura, e são normalmente feitos de aço inoxidável. As capacidades dos misturadores variam entre 500 kg e 10 toneladas.

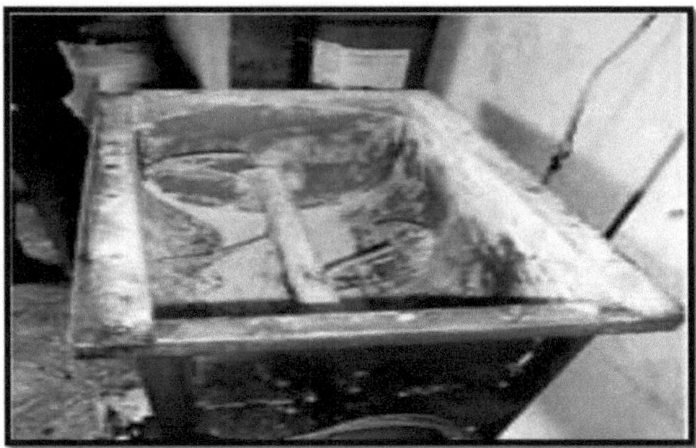

Equipamento de método seco: Misturador de pás com capacidade de 500 lb utilizado para a mistura a seco de sal e aditivos de fluoreto e iodeto

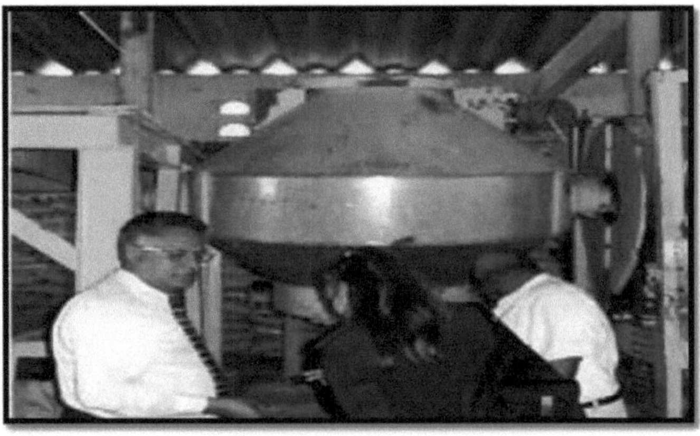

Equipamento para o método seco: misturador rotativo com capacidade para 2 toneladas, utilizado para a mistura a seco de sal e aditivos de fluoreto e iodeto

b. Método húmido - O método húmido de adição de fluoreto utiliza uma solução de fluoreto de potássio (o fluoreto de potássio é necessário devido à sua elevada solubilidade em relação ao fluoreto de sódio). As concentrações da solução podem variar entre 10% e 55%, isto é, saturadas, ou podem mesmo ser uma pasta numa solução saturada. A solução, ou lama, é pulverizada continuamente a uma taxa controlada correspondente a um fluxo contínuo de sal. O sal passa então por um misturador para garantir a homogeneidade. Os misturadores são do tipo contínuo - normalmente dispositivos de aço inoxidável de fita ou de parafuso.

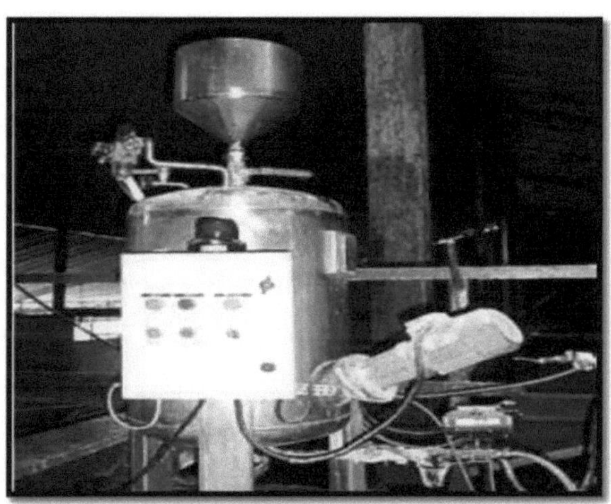

Equipamento por via húmida: misturador de soluções doseadoras e bomba tipo "ovo" acionada por ar comprimido.

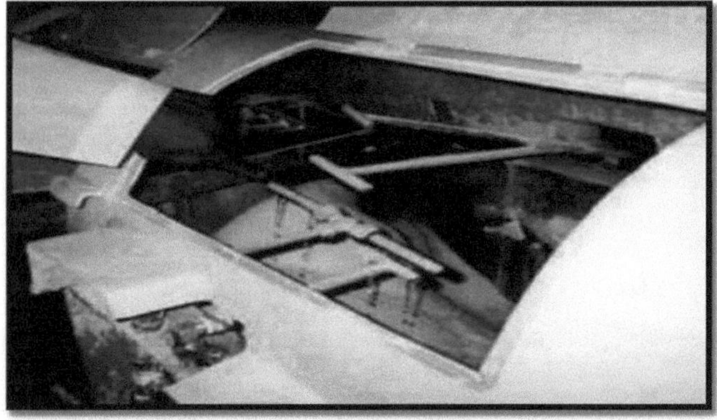

Equipamento do método húmido: a mistura doseadora de flúor/iodeto escorre sobre o sal num misturador de fita de grande capacidade

Escolher entre os métodos húmido e seco

A escolha entre o método húmido ou seco de fluoretação do sal depende de uma série de factores, entre os quais:

a) **Escala e tipo de operação de processamento de sal:** Para uma operação em pequena escala ou por lotes (menos de 10 toneladas por dia), é preferível o método por via seca. Para operações de processamento contínuo, mesmo as mais pequenas, como 5 toneladas por dia, o método húmido é melhor.

b) **Custo do equipamento e dos produtos químicos:** O equipamento para o método por via seca custa normalmente menos do que o equipamento para o método por via húmida. O fluoreto de sódio, o produto químico de eleição para o método por via seca, custa menos do que o fluoreto de potássio, o produto químico utilizado para o método por via húmida.

c) **Qualidade:** A aplicação do método por via húmida a um processo contínuo permite um melhor controlo da concentração de fluoreto. Obviamente, a disponibilidade de equipamento e de pessoal com formação adequada, a disposição das instalações existentes e a colocação de novo equipamento, bem como a facilidade geral das operações também devem ser consideradas.

Problemas de controlo de qualidade com ambos os métodos

O método seco é mais adequado para partículas de sal com tamanho inferior a 16 mesh ou 0,046 polegadas de diâmetro. Com sal mais grosso, (maior que 16 mesh size) o flúor em pó tende a separar-se dos cristais de sal. Com o passar do tempo, o flúor afunda-se no fundo das embalagens de sal, o que faz com que os consumidores recebam doses desiguais de flúor à medida que vão consumindo a embalagem. ("Salgruesa", por exemplo, que tem mais de 16 malhas, não deve, portanto, ser tratada com o método seco. Com o método húmido, as partículas de sal ficam revestidas com uma camada de solução de flúor. Ao secar, o sal permanece coberto por uma fina camada de flúor em pó. O método por via húmida, aplicado a um processo contínuo, oferece normalmente um maior controlo da concentração de fluoreto. No entanto, ocorrem problemas quando uma mistura de tamanhos de partículas de sal é pulverizada com uma solução de flúor até uma concentração alvo, e depois separada em diferentes tamanhos de partículas para embalagem. Esta é uma ocorrência normal no processo de hidrorrefinação de sal. Infelizmente, as partículas de sal separadas terão diferentes concentrações de flúor de acordo com o seu tamanho. Para um objetivo de concentração de fluoreto de 200 ppm, os valores reais podem variar entre 500ppm para o sal de grão fino e apenas 100ppm para o sal mais grosso. Há duas razões para esta variação na concentração de flúor. Parte do flúor químico é sacudido das partículas de sal, durante o processo de separação de tamanhos, e esse pó de flúor solto permanece com as partículas de sal mais finas. Além disso, o sal fino é revestido com uma quantidade relativamente maior de solução de flúor em primeiro lugar. Isto deve-se ao facto de as partículas de sal de pequeno diâmetro terem uma área de superfície proporcionalmente maior do que as partículas de grande diâmetro, pelo que, proporcionalmente, é depositada mais solução no sal mais fino. Por conseguinte, é importante que um sistema de fluoretação do sal seja estreitamente adaptado ao tipo de fábrica de sal em que será utilizado, tendo em conta factores como o método de processamento do sal, se é utilizado um processo descontínuo ou contínuo, a taxa de produção da fábrica, os tipos de sal produzidos e a forma como o sal será embalado, e os tipos de sal a serem fluoretados .[14]

Planeamento estratégico para a implementação de programas de fluoretação do sal

Agora que muitos programas de fluoretação do sal foram implementados, surgiu uma compreensão dos cinco componentes principais de um programa bem-sucedido: análise de custo-benefício da fluoretação do sal; estudos de base do país para avaliar o CPOD e a exposição ao flúor; sistemas de vigilância epidemiológica para a fluoretação do sal, incluindo a monitorização biológica e química de todos os fluoretos e o controlo de qualidade; avaliações da indústria do sal; e sistemas de avaliação e acompanhamento para determinar a eficácia dos programas de fluoretação a nível nacional. A OPAS propôs as três fases seguintes para a implementação de programas de fluoretação do sal.

a. **Fase I - Viabilidade e Implementação do Programa -** Para determinar se um programa nacional de fluoretação pode ser apropriado num determinado país, vários estudos preliminares devem ser realizados, incluindo estudos de custo-benefício e investigações de base de prevalência de cárie dentária e fluorose. Esses estudos podem justificar as intervenções com flúor, em vez de outras intervenções menos eficazes. Além disso, dadas as restrições económicas e as economias orientadas para o mercado, a realização de uma análise custo-benefício é uma das melhores formas de justificar a implementação de intervenções preventivas como a fluoretação do sal.

b. **Fase II - Primeira avaliação.** Após a coleta de dados de base, a OPAS recomenda que a primeira avaliação de um programa de fluoretação do sal seja feita sete anos após sua implementação. Após esse período, os dentes em erupção precoce expostos à fluoretação do sal durante todo o seu desenvolvimento podem ser avaliados quanto à redução de cáries e à prevalência de fluorose. Os resultados a longo prazo, verificados após 14 anos, medirão subsequentemente os efeitos preventivos máximos da cárie e da fluorose dentária, tanto nos dentes de erupção precoce como nos de erupção tardia. Poderá ser efectuada uma monitorização biológica adicional (de cáries e fluorose) após intervalos adicionais de sete anos.

c. Os países com programas de fluoretação do sal que alcançaram resultados do CPOD aos 12 anos de idade (CPOD-12) de 3 ou menos, atingiram a fase de consolidação. No entanto, a monitorização e a avaliação contínuas são necessárias para fornecer informações sobre o progresso, a eficácia e a sustentabilidade do programa, que são importantes para gerar apoio contínuo para o programa .[33]

CAPÍTULO 8

Viabilidade na Índia

A fluoretação do sal parece ser um método viável e exequível de ingestão sistémica de flúor, porque a sua distribuição pode ser facilmente monitorizada, uma vez que o fornecimento pode ser eficazmente controlado, especialmente nas zonas que não necessitam de fluoreto suplementar, ou seja, na cintura endémica de fluoreto. Além disso, não é necessário um controlo individual, uma vez que os níveis são ajustados de modo a fornecer níveis óptimos de flúor, tendo em conta o facto de que, em média, um indivíduo consome 5-8 g de sal por dia. O sal está disponível gratuitamente e é utilizado em grande escala em todo o país pela maioria da população de várias etnias e grupos regionais. Além disso, a eficácia cariostática é igual à proporcionada pelo flúor na água quando o teor de flúor do sal é ajustado (250 mg por kg de sal) de modo a proporcionar níveis de excreção urinária de flúor semelhantes aos associados ao teor ótimo de flúor na água. No que diz respeito à aceitabilidade da população, deve ser facilmente aceite, uma vez que a adição de flúor ao sal não altera a sua cor, como no caso da iodização do sal[27]

A fluoretação do leite é a adição de uma quantidade medida de flúor ao leite engarrafado ou embalado destinado a ser bebido pelas crianças. O leite é um composto essencial da dieta humana ao longo da vida, tanto como fonte de micronutrientes como de macronutrientes. Tanto o leite de vaca como o leite humano contêm um baixo nível de flúor - cerca de 0,03ppm F. O leite é desde há muito considerado um alimento nutritivo, uma vez que o leite da nossa mãe nos sustentou no início da nossa vida. A nossa experiência com o leite de outros animais começou durante a transição do homem de caçador-recolector para pastor - provavelmente na Mesopotâmia há cerca de 8000 anos - permitindo-nos beneficiar dos animais de muitas formas, incluindo a recolha de leite (Southgate, 2000). Atualmente, a indústria de lacticínios é uma parte essencial da política agrícola na maioria dos países, e estas políticas resultaram na criação de animais de elevada produção e no desenvolvimento de sistemas eficazes e seguros de recolha e distribuição de leite.

A ideia da fluoretação do leite surgiu - simultaneamente com a fluoretação do sal (1955) - na Suíça (Ziegler, 1953), no Japão (Imamura, 1952) e nos EUA (Rusoff, 1955). Com base em investigações contemporâneas, o flúor adicionado ao leite não altera o seu sabor ou outras caraterísticas, é bem absorvido, embora mais lentamente do que a partir da água fluoretada. Foi considerado vantajoso que o flúor seja adicionado a um nutriente importante para bebés e crianças pequenas e que o seu consumo não seja obrigatório para todos, apenas para aqueles que mais precisam e concordam em recebê-lo. O efeito preventivo das cáries do flúor pode até ser reforçado pelo veículo leite, devido às propriedades cariostáticas do seu conteúdo mineral, proteínas e gorduras do leite.

A Organização Mundial de Saúde (OMS) apoiou a fluoretação do leite como alternativa à fluoretação da água, no Reino Unido (RU), na China, no Peru e na Tailândia.[34]

A Fundação Borrow

A criação de uma fundação de beneficência em Inglaterra, por Edgar Wilfred Borrow (1902-1990), para a promoção da fluoretação do leite, a fim de prevenir a cárie dentária nas crianças, trouxe importantes progressos no domínio da investigação e dos estudos clínicos. E.W. Borrow , um rico agricultor e engenheiro mecânico do sul de Inglaterra, constantemente interessado nos aspectos técnicos da fluoretação do leite, criou uma fundação em 1971, denominada "Borrow Dental Milk Foundation", para os fins acima referidos. Em reconhecimento dos seus serviços humanitários, E.W. Borrow recebeu um Doutoramento Honoris Causa da Universidade de Lousiana, EUA, em 1983. Os objectivos eram principalmente "promover e apoiar a investigação do leite fluoretado para consumo humano através da concessão de subsídios,

O nome da fundação foi alterado em 2002 para "The Borrow Foundation". Os objectivos foram alargados em 1993 para incluir "o apoio a actividades de promoção e educação para a saúde e de nutrição saudável, incluindo o leite e os produtos lácteos". O nome da fundação foi alterado em 2002 para "The Borrow Foundation", a Fundação, que tornou possível a criação e a extensão de programas de fluoretação do leite em vários países do mundo. Com base nas discussões iniciadas nos anos 80 entre a Fundação Borrow e a OMS, foi iniciado o programa de fluoretação do leite na Bulgária, tendo sido assinado um "Memorando de Entendimento" entre a Fundação e a OMS em 1991, que tem sido renovado de três em três anos[15]

A adição de flúor ao leite

Os leites fluoretados podem ser produzidos numa variedade de formas diferentes: líquido (pasteurizado, esterilizado e UHT (temperatura ultra-alta) e em pó, cada um contendo diferentes compostos fluoretantes. Os compostos que foram utilizados para fluoretar o leite nos primeiros ensaios clínicos e testes laboratoriais incluíram fluoreto de sódio, fluoreto de cálcio, monofluorofosfato dissódico (MFP) e silicofluoreto dissódico (Stephen *et al.*, 1984; Banoczyet *al.*, 1985; Villa *et al.*, 1989; Stosser *et al.*, 1995a e b). O fabrico de leite fluoretado envolve a adição de um composto de flúor ao leite na quantidade adequada, de modo a que o produto resultante contenha a concentração de flúor necessária. A concentração de flúor necessária no produto é ditada pela dose de flúor a administrar às crianças que o recebem, de modo a fornecer-lhes a quantidade ideal, de acordo com as recomendações do Comité de Peritos da OMS (1994), ou seja, variando entre zero e 1,0 mg F por dia, de acordo com a idade da criança e a concentração de flúor na água de abastecimento local. No entanto, nos últimos anos, a ingestão diária total de flúor, incluindo outras fontes de flúor, é tida em conta antes de estabelecer a dose de flúor a ser fornecida pelo leite fluoretado. A ingestão diária total de flúor é geralmente estimada por meio da excreção urinária de flúor da população alvo (Marthaler, 1999).

Fabrico de leite fluoretado com fluoreto de sódio

a. **Leite pasteurizado fluoretado** - O leite pasteurizado fluoretado é facilmente produzido pela adição de uma solução aquosa de fluoreto de sódio ao leite numa proporção fixa, de modo a atingir a concentração necessária de fluoreto no produto. No entanto, nos actuais sistemas de leite fluoretado em curso, são utilizados processos descontínuos. Quando é utilizado um processo descontínuo para o fabrico de leite fluoretado, a quantidade adequada de solução de fluoreto de sódio é adicionada ao leite num tanque de retenção e a mistura é agitada para obter um produto uniforme. A fluoretação do leite pode ser efectuada antes ou depois da pasteurização, mas a primeira é a opção preferida. Quando a fluoretação é efectuada após a pasteurização, deve ter-se muito cuidado para garantir um risco mínimo de contaminação microbiana

b. **Leite UHT (ultra-high-temperature) fluoretado** - O leite UHT é um leite líquido de longa duração que é preservado através de um processamento a temperatura ultra-alta para erradicar, tanto quanto possível, todos os microrganismos. Para tornar o produto palatável para as crianças, é frequentemente necessário adicionar-lhe aromatizantes e edulcorantes. O leite UHT fluoretado é fabricado convenientemente através da adição da quantidade adequada de solução concentrada de fluoreto de sódio a um tanque de leite destinado à produção UHT. O lote é então misturado cuidadosamente antes de ser processado e embalado. O tratamento ultra-térmico causa alguma perda de disponibilidade de fluoreto no produto. Um estudo realizado usando a instalação UHT na The Borrow Foundation, Inglaterra (Phillips, 1991) indicou uma "perda de processo" de 12%.

c. Leite esterilizado fluoretado - Leite esterilizado é o termo dado ao leite que é preservado por tratamento térmico aplicado quando está no seu recipiente final (por exemplo, uma garrafa de vidro com tampa de coroa). O tratamento térmico severo tem a desvantagem de provocar alterações no sabor e na cor do leite, o que frequentemente torna o produto uma opção menos popular. No entanto, o leite esterilizado é distribuído às crianças em idade escolar
nalgumas partes do mundo.

O leite esterilizado fluoretado é fabricado misturando a quantidade adequada de fluoreto de sódio (de preferência sob a forma de solução aquosa concentrada) no lote de leite antes do engarrafamento e esterilização. Tal como acontece com o leite fluoretado UHT, o tratamento térmico utilizado no processo de esterilização tem um pequeno efeito (12% de diminuição) no teor de fluoreto ionizável.

d. Leite em pó fluoretado - Para obter um produto homogéneo, o leite em pó fluoretado é fabricado através da fluoretação do leite líquido a partir do qual o pó será produzido. A remoção da água do leite líquido para obter leite em pó é efectuada por fases. Inicialmente, o leite líquido é evaporado sob pressão reduzida para dar "leite evaporado" ou "leite condensado". Este processo remove a maior parte da água. O leite, que começa com um teor típico de sólidos de 1012%, é convertido num concentrado com 45-48% de sólidos. O concentrado é então seco por pulverização para obter o pó. No fabrico de leite em pó fluoretado, a solução de fluoreto de sódio é convenientemente adicionada ao leite evaporado antes da secagem por pulverização. O leite em pó fluoretado com monofluorofosfato dissódico (MFP) e os derivados do leite que foram utilizados no estudo piloto de prevenção de cáries em crianças pré-escolares rurais realizado em Codegua, no Chile, foram preparados seguindo o mesmo processo que o descrito acima, sendo a solução de fluoreto de sódio substituída por uma solução concentrada de MFP (Marino *et al.,* 1999, 2001). No entanto, no atual programa chileno de prevenção de cáries em curso para crianças de escolas primárias rurais, que fornece leite em pó fluoretado e produtos de cereais lácteos a aproximadamente 200.000 crianças, os produtos fluoretados com MFP são fabricados de uma forma diferente.

Estabilidade do leite fluoretado

a. **Leite fluoretado com fluoreto de sódio** - Embora a utilização do leite como veículo de fluoreto tenha sido considerada há cerca de 50 anos e tenham sido obtidos resultados positivos na prevenção da cárie dentária em ensaios realizados nessa altura (Rusoff *et al.*, 1962), ocorreram grandes desenvolvimentos no conceito durante as últimas três décadas, em resultado da sua promoção pela The Borrow Dental Milk Foundation (atualmente conhecida como The Borrow Foundation). Desde a sua formação no início dos anos 70, a Fundação tem apoiado ensaios clínicos e esquemas comunitários que demonstraram, sem margem para dúvidas, a eficácia do consumo de leite fluoretado na prevenção de cáries em crianças.

Vários cientistas questionaram a adequação do leite como veículo para o fluoreto, alegando que o fluoreto iónico interage com os constituintes do leite e, como resultado, seria irremediavelmente perdido na matriz do leite. As reacções químicas citadas variaram desde a simples combinação com iões de cálcio para formar um precipitado de fluoreto de cálcio até possibilidades mais complexas de ligação do fluoreto às proteínas. Embora haja poucas dúvidas de que existe a possibilidade de interação entre os constituintes do leite e o ião fluoreto, estudos anteriores (Phillips, 1991; Edgar *et al.*, 1992) mostraram que tais interações têm um efeito relativamente pequeno na disponibilidade de fluoreto no leite, quando presente na gama de concentração de 2 a 5 ppm F, tal como é utilizado na prática. No presente contexto, o termo "disponibilidade de fluoreto" refere-se à disponibilidade química do elemento na sua forma iónica. Isto inclui tanto os iões fluoreto livres como o fluoreto sob a forma de outras espécies químicas que libertam rapidamente o ião fluoreto livre a pedido. O monofluorofosfato dissódico pode ser considerado um exemplo deste último caso, uma vez que o anião covalente (FPO3)2- liberta iões fluoreto quer num meio altamente ácido, quer através de ação enzimática, por exemplo, a das fosfatases ácidas e alcalinas (Lo Storto *et al.*, 1992; Pearce & Dibdin, 1995; Vogel *et al.*, 2000).

b. **Leite pasteurizado fluoretado** - Investigações realizadas por Phillips (1991) e Edgar *et al.* (1992) demonstraram que a disponibilidade de flúor no leite pasteurizado fluoretado (5 ppm F) permanece virtualmente constante em aproximadamente 100% do que foi adicionado, durante um período típico de armazenamento de 3 dias a 4°C. As experiências conduzidas por este último grupo foram concebidas também para investigar a adequação de recipientes de vidro para embalar leite fluoretado com esta concentração de flúor. A sua conclusão foi que a interação entre o leite fluoretado e o vidro era muito pequena e sem significado prático

c. **Leite UHT fluoretado** - Em contraste com os resultados obtidos com o leite pasteurizado fluoretado, Phillips (1991) mostrou que há alguma perda na disponibilidade de flúor no leite UHT longa vida resultante tanto do processamento quanto do armazenamento a longo prazo. Leite fluoretado com 5 ppm F exposto ao processamento em temperatura ultra-alta (140°C por 4 s), tipicamente mostrou uma queda de 12% na disponibilidade de flúor no produto embalado no momento da fabricação. O fluoreto ionizável no produto (4,4 ppm F) permaneceu relativamente constante durante três meses de armazenamento a uma temperatura ambiente entre 5° C e 20° C. O armazenamento posterior nas mesmas condições resultou num declínio constante do fluoreto ionizável no produto para 3,75 ppm F após cinco meses e 3,1 ppm F após oito meses. No entanto, como a grande maioria das embalagens de leite UHT é consumida no prazo de três meses após o fabrico, o consumo de fluoreto ionizável é muito reduzido,

d. **Leite fluoretado esterilizado** - A estabilidade e a disponibilidade de fluoreto no leite fluoretado esterilizado foram investigadas como parte de um estudo de validação de um esquema de fluoretação do leite na Rússia, onde as crianças em idade escolar recebem leite esterilizado em garrafas de vidro. O projeto considerou o efeito das condições de esterilização e a utilização de recipientes de vidro na disponibilidade de fluoreto iónico no leite. Os resultados mostraram que o leite com 2,5 e 5,0 ppm F, quando esterilizado a 115° C durante 15 minutos, deu origem a produtos com níveis de fluoreto ionizável de 2,2 ppm F (88%) e 4,4 ppm F (88%), respetivamente. Em ambos os casos, 80% do fluoreto original ficou imediatamente disponível na forma iónica, enquanto que outros 8% assumiram a forma iónica durante um período de quatro horas de condicionamento com TISAB em condições analíticas. A libertação lenta desta pequena quantidade de fluoreto sugere que a ligação reversível do fluoreto aos constituintes do leite ocorreu, em pequena medida, durante a esterilização. A possibilidade de interação entre o flúor e o vidro nestas condições de esterilização foi investigada substituindo o leite fluoretado por água fluoretada com a mesma concentração. Observou-se que não houve perda de flúor da água durante o processamento, pelo que se concluiu que não houve ligação do flúor ao vidro (Edgar *et al.*, 1992).

e. Leite em pó fluoretado - O prazo de validade do leite em pó está relacionado com o teor de gordura e as condições de armazenamento (embalagem e temperatura). A degradação do componente gordo dá origem a rancidez (um processo de oxidação dos ácidos gordos que conduz à deterioração da qualidade do produto) e os sabores estranhos associados marcam o fim do prazo de validade de um determinado produto. Existe, no entanto, uma área "cinzenta" nesta definição, uma vez que pessoas de diferentes culturas aceitam sem questionar diferentes níveis de rancidez. Um aumento da temperatura ambiente de 10° C resulta geralmente numa redução para metade do prazo de validade. O prazo de validade é também influenciado pela embalagem, uma vez que a deterioração do produto envolve um processo de oxidação que é acelerado pela luz. Assim, o prazo de validade pode ser melhorado através do acondicionamento sob azoto e da utilização de materiais que excluam a luz. O prazo de validade é afetado negativamente por aditivos como a lecitina, que é incluída em alguns produtos lácteos em pó para melhorar a dispersibilidade durante a reconstituição. Além disso, não se deve esquecer que a qualidade da água utilizada para reconstituir o leite afecta a qualidade global do produto líquido .[35]

Programa de dosagem e fluoretação mundial

Scheme			Age (Years)	Programme	Milk Product					
County	**Period**	**Site**			**Type -**	**Packaging**	**Volume**	**F-Dosage**	**F-Com**	**Milk Provision**
Bulgaria	**1988 –**	Plovdiv	3 – 5	School	Fresh pasteurised	Plastic Bags	100 ml	0.5mg	Naf	200
			6-7	School	Fresh Pasteurised		150 ml	0.75 mg		
		Stara Zagora	3 – 5	School	Fresh Pasteurised		100 ml	0.5 mg		
					Yoghurt		200 ml	0.5 mg		
			6 – 7	School	Fresh Pasteurised		150ml	0.75 mg		
					Yoghurt		200 ml	0.5 mg		
		Varna, Bourgas, Shoumen, Veliko Turnovo	3 – 7	School	Fresh Pasteurised & Yoghurt		200 ml	0.5 mg		
Chile	**1994 - 1999**	Codegua	0-2	National	flavoured	Plastic Bags	200 ml (reconstituted)	0.25 mg	MFP	365
			2-3	Nutrition	powdered			0.5 mg		
			3-6		Milk and poedered			0.75 mg		

					milk with cereal					
	2000	6 Regions	6 – 14	School	Flavoured Powdered Milk & Powdered Milk with Cereal	Plastic Bags	200 ml (reconstituted)	0.625 mg	MFP	200
Peru	**1999 - 2005**	Trujillo	0 – 13	National Nutrition	Fresh Milk	N/A	200 ml	0.25 mg	NaF	360
Russia	**1994 -**	Voronezh, Smolensk, Maikop, Tatarstan	3 – 7	School	Fresh Pasteurised	Plastic Bags	200 ml	0.5 mg	NaF	360
Thailand -	**2000**	Bangkok	4 – 12	School	Fresh Pasteurised and UHT	Plastic Bags/Cartons	200ml	0.5mg	Naf	200
		Chumphon Fresh	6 – 10	School	Pasteurised & UHT		200 ml	0.5 mg	NaF	230
		KhonKaen	6 – 10	School	Fresh Pasteurised & UHT		200 ml	0.5 mg	NaF	200
UK -	**1993**	1 District	3 – 5	School	Fresh Pasteurise	Cartons	189 ml	0.5 mg	NaF	200
		4 Districts	3 – 7	School						
		11 Districts	3-11	School						

Programas de fluoretação do leite em todo o mundo [36]

Agentes fluoretantes, concentrações finais de fluoreto no leite fluoretado ou nos derivados do leite ingeridos e prazo de validade dos produtos fluoretados fabricados no âmbito dos diferentes regimes internacionais

Country	Communities with F-milk schemes	Fluoridating agent	Fluoride concentrations in the final product as ingested (mg/l)	Estimated shelf life (♦)
Bulgaria	Bourgas,Plovdiv, Shoumen, Stara Zagora, Varna, Veliko Turnovo	Sodium fluoride	2.5 – 5.0	5 days for fluoridated milk. 10 days for fluoridated yogurt.
Chile	Fifth to Twelfth Regions	Disodium monofluorophosphate	3.13	6 months(powdered products)
China	Haidian district (Beijing)	Sodium fluoride	2.0	N. A. (♠)
Peru	Trujillo	Sodium fluoride	1.0	Product delivered Immediately after Manufacture
Russian Federation .	Voronezh,Volgograd, Gubkinsky,Niznekamsk	Sodium fluoride	2.25-2.75	36 hours
U.K.	16 districts	Sodium fluoride	2.65	11 days

Controlo da qualidade do leite fluoretado

A concentração-alvo de fluoreto no leite é geralmente estabelecida pelas autoridades sanitárias locais responsáveis pelo esquema de leite fluoretado ou que actuam como consultores técnicos dos planeadores de uma comunidade.. A concentração-alvo é determinada tendo em conta vários factores, tais como a faixa etária das crianças participantes, a frequência de ingestão de leite fluoretado durante um período de 24 horas, os resultados obtidos nos estudos de excreção urinária de fluoreto de base, a experiência anterior de estudos anteriores semelhantes, etc. Em quase todos os esquemas anteriores e actuais de leite fluoretado, as concentrações de flúor no leite situam-se entre 2,5-5,0 mg F/l. Uma vez estabelecida a concentração "óptima" de fluoreto, o procedimento de controlo de qualidade mais importante na fábrica de lacticínios é a avaliação da concentração de fluoreto de amostras representativas obtidas dos diferentes lotes de produção. Normalmente, considera-se aceitável uma variabilidade na ordem dos 5-10% relativamente ao valor-alvo da concentração de fluoreto. Caso contrário, devem ser tomadas medidas corretivas através da diluição com leite não fluoretado ou da adição de solução concentrada de fluoreto de sódio ao lote "fora da gama" antes da sua distribuição.

Quando a concentração de fluoreto no leite líquido nas instalações leiteiras está bem dentro dos valores pré-estabelecidos, não parece ser necessário qualquer outro controlo deste valor, uma vez que o leite fluoretado será normalmente consumido dentro de 24-48 horas após a sua produção. No caso do leite fluoretado UHT, no entanto, deve ser aconselhável verificar novamente (em amostras selecionadas aleatoriamente) a sua concentração de fluoreto quando estiver pronto para consumo e tiver decorrido um período relativamente longo (1-2 meses) entre a sua produção e o consumo. Assim, o número de controlos de qualidade depende do tipo de produto e do seu prazo de validade

a. **Monitorização biológica** - O fluoreto é um constituinte natural de todos os tipos de dieta humana e está presente, em quantidades variáveis, na água potável em todo o mundo. Assim, a ingestão de flúor varia muito entre as populações. A ingestão ideal de flúor proporciona uma proteção eficaz contra as cáries, causando apenas uma baixa prevalência e gravidade da fluorose dentária. Uma vez que o flúor ingerido de todas as fontes - quer seja ingerido deliberadamente ou não - é excretado principalmente na urina, os estudos dos níveis de flúor urinário são ideais para avaliar a ingestão de flúor por populações inteiras (Marthaler, 1999). Mais particularmente, também fornecem uma base para decisões relativas a programas comunitários de fluoreto para a prevenção de cáries em contextos nacionais ou subnacionais. A partir de vários estudos sobre o metabolismo do flúor (Whitford, 1990, 1996), está atualmente bem estabelecido que:

As concentrações plasmáticas de fluoreto em jejum (micromole/l) em adultos jovens ou de meia-idade saudáveis são aproximadamente iguais à concentração de fluoreto da água potável (miligramas/l) que ingeriram habitualmente durante os últimos anos. Cerca de 10-20% da ingestão diária de fluoreto não é absorvida. Do flúor ingerido, cerca de 50-70% é excretado através da urina durante as 24 horas seguintes em adultos jovens e de meia-idade, e quase todo o restante ficará associado a tecidos calcificados (Whitford, 1996; Villa *et al.*, 2004). No caso das crianças com menos de 6-7 anos, que constituem o segmento populacional em risco de desenvolver fluorose dentária, a proporção da ingestão diária de fluoreto que é excretada na urina - também designada por' excreção urinária fraccionada de fluoreto' (FUFE) - parece ser inferior à dos adultos (Villa *et al.*, 1999, 2000; Ketley & Lennon, 2000, 2001; Haftenberger *et al.*, 2001; Franco *et al.*, 2005). Com base nestas relações, o meio mais fiável de monitorizar a exposição total recente das populações ao flúor é através da determinação dos níveis de flúor no plasma ou na urina; estes últimos podem ser obtidos por meios não invasivos. Nos estudos de vigilância baseados na comunidade, existe um consenso geral de que a avaliação da excreção urinária de fluoreto é um procedimento relativamente fácil e mais fiável para estimar a exposição diária ao fluoreto das populações de crianças pequenas .[37]

Custo do leite fluoretado

O programa do leite destinado às escolas e/ou às comunidades socialmente desfavorecidas atrai frequentemente subsídios e, em muitos casos, o leite é fornecido gratuitamente. O financiamento é frequentemente assegurado pelos orçamentos das autoridades locais/municipais, embora em alguns casos o apoio seja fornecido diretamente pelo governo central. Este exemplo ocorre no Chile, onde o Programa de Alimentação Escolar (PAE), gerido pela agência financiada pelo governo JUNAEB, fornece o veículo para o fornecimento de flúor[38]

O processo atual de adição de flúor ao leite é relativamente simples. Consequentemente, a diferença de custos entre a produção de leite fluoretado e não fluoretado é marginal, de tal modo que é geralmente absorvida pelos produtores de leite. No entanto, nos regimes búlgaros, quando é adicionado flúor, o custo do iogurte é aproximadamente 20% mais elevado. Inversamente, o custo do leite pode ser 25% inferior, o que se deve em grande parte à utilização de embalagens de base, uma vez que os produtos vendidos de forma competitiva no mercado livre são geralmente embalados em caixas de cartão, que são mais atractivas mas também significativamente mais caras.

O custo do programa por criança por ano foi de 1.839,75 pesos chilenos. O custo adicional de fornecer leite fluoretado em comparação com o leite não fluoretado em Inglaterra foi estimado, em 2008, em 1,25 libras esterlinas por criança por ano (Woodward, *et al.*, 2008) .[39]

CAPÍTULO 9

EFICÁCIA DA FLUORETAÇÃO DO LEITE[40]

Não há dúvida razoável de que o fornecimento de leite fluoretado é eficaz na prevenção de cáries dentárias em crianças. Há, portanto, pouco incentivo para realizar um estudo para demonstrar a eficácia: é mais importante medir a eficácia no ambiente em que o programa de fluoretação do leite existe. No entanto, atualmente é dada muita atenção, e com razão, à tomada de decisões "baseadas em provas", tanto na medicina dentária clínica como na saúde pública.

1. O efeito protetor do leite ou do leite fluoretado sobre a cárie em animais experimentais, em condições de alimentação programada, mostrou um efeito preventivo moderado da cárie que não depende do seu teor de gordura. A concentração de fluoreto de 5-15ppm de fluoreto como fluoreto de cálcio, fluoreto de sódio, monofluorofosfato de sódio ou silicofluoreto de sódio causou uma redução significativa da cárie de 40-50% e não dependeu do composto ou da concentração do fluoreto utilizado.

   Numa revisão da Cochrane sobre a fluoretação do leite, foram incluídos para análise 2 ensaios clínicos aleatórios com 353 crianças. Os autores relataram que houve uma diferença significativa no CPOD para dentes permanentes e decíduos após 3 anos. A revisão relatou que os dados sugerem que a fluoretação do leite parece ser benéfica para a dentição permanente; no entanto, são necessários mais dados para fornecer o mais alto nível de evidência para a prática. Os estudos concluíram que a fluoretação do leite é eficaz na redução do DMFS médio em 85% no estudo de Budapeste e em 43% no estudo de Glasgow.

   Com base em estudos sobre a inibição da cárie dentária humana, é evidente que o efeito preventivo do leite é tanto maior quanto mais cedo se inicia o seu consumo na vida da criança.

2. A biodisponibilidade do flúor não é reduzida pelo leite e verifica-se uma baixa acumulação de flúor no esmalte.

3. Verifica-se que o leite fluoretado mantém um nível permanentemente baixo de flúor ionizado dentro da cavidade oral, promovendo a remineralização. Este mecanismo tópico contribui para o efeito preventivo das cáries do leite fluoretado.

4. A biópsia do esmalte do leite humano fluoretado e os estudos do líquido amniótico confirmaram o duplo modo de ação do flúor, ou seja, tópico e sistemático.

5. O flúor adicionado ao leite pode contrariar a formação de ácido lático na placa supragengival. (Kristen engstrom, 2004).

No que diz respeito ao mecanismo patológico dos fluoretos, é aceite que concentrações elevadas de iões fluoreto no limite entre a placa dentária e o esmalte diminuem a taxa de desmineralização, aumentam a remineralização e reduzem a produção de ácido da placa dentária.

6. A fluoretação do leite é segura e o seu custo é baixo.

Viabilidade na Índia

Apesar da controvérsia relativa à ligação e complexação do fluoreto com o cálcio e as proteínas do leite, tornando-o assim indisponível para as suas acções anticariogénicas, Erricsson (1958), utilizando a técnica dos isótopos radioactivos, provou que a disponibilidade do fluoreto do leite é a mesma que a da água 4 horas após o consumo

Embora teoricamente a fluoretação do leite seja vantajosa, além de ser o alimento básico para as crianças e o seu consumo poder ser confinado aos grupos que mais necessitam, na prática este método não parece ser viável e exequível devido aos seguintes factos:

a) Na Índia, a maior parte da população infantil que vive em zonas rurais e urbanas não pode comprar leite diariamente e, além disso, não existe um sistema central de abastecimento de leite nessas zonas.

b) As variações do consumo e da quantidade de leite são outro fator que não pode ser controlado, uma vez que depende de factores socioeconómicos, religiosos e étnicos[27]

A fluoretação comunitária da água há muito que é reconhecida como o método mais eficiente e económico de fornecer os níveis recomendados de flúor para a prevenção da cárie dentária. Foi comprovado que os suplementos de flúor causam reduções significativas de cáries em crianças que vivem em áreas com fluoretação insuficiente. Os suplementos dietéticos de flúor podem ser necessários quando o abastecimento de água potável tem quantidades inadequadas de flúor. As crianças que vivem em áreas sem flúor natural adequado nas fontes de água domésticas individuais, em comunidades que ainda não adoptaram a fluoretação da água, ou que consomem principalmente água engarrafada não fluoretada ou água filtrada com um sistema de osmose inversa podem precisar de um suplemento dietético de flúor .[41]

Quando a fluoretação da água foi introduzida pela primeira vez como uma medida preventiva da cárie baseada na comunidade, em meados da década de 1940, partiu-se do princípio de que o flúor produzia a maior parte dos seus efeitos cariostáticos através de efeitos pré-eruptivos. A ingestão de flúor nos primeiros anos de vida foi, portanto, considerada essencial para que se obtivesse uma gama completa de benefícios do flúor e, como se supunha, quanto mais cedo se iniciasse essa ingestão, mais benefícios seriam obtidos. Por conseguinte, era natural que se procurassem meios alternativos de ingestão de flúor pelos bebés e crianças pequenas para as crianças que não recebiam água fluoretada. A evidência científica favorece agora a eficácia dos efeitos pós-eruptivos do flúor na cariostase, o que levou a uma reavaliação dos benefícios "sistémicos" do flúor

Os suplementos dietéticos de flúor, que incluem comprimidos, pastilhas e gotas, destinam-se principalmente a crianças que vivem em zonas não fluoretadas para aumentar a sua exposição ao flúor, de modo a que seja comparável à das crianças que vivem em zonas suficientemente fluoretadas (ADA, 2005). Os suplementos de flúor só estão disponíveis mediante prescrição de um dentista ou médico. Os suplementos destinam-se às crianças que apresentam um risco elevado de cáries dentárias e servem para prevenir as cáries nos dentes permanentes. Recomenda-se que os suplementos de flúor sejam prescritos (e controlados) em comunidades fluoretadas para evitar a sobre-exposição à ingestão de flúor, que pode levar a uma multiplicidade de complicações de saúde .[42]

Os ensaios clínicos de suplementos dietéticos de flúor começaram na década de 1940, num esforço para levar os benefícios do flúor àqueles que não o recebiam através da água potável. Após o sucesso inicial destes ensaios, o Conselho de Terapêutica Dentária da Associação Dentária Americana (ADA) publicou as suas primeiras recomendações para a suplementação com flúor em 1958. Os suplementos dietéticos de flúor estão disponíveis sob a forma de comprimidos e gotas para engolir, comprimidos para mastigar e pastilhas para chupar ou dissolver na boca. Os suplementos de flúor actuam tópica e sistemicamente da mesma forma que os outros fluoretos, aumentando as concentrações de flúor na saliva, na placa bacteriana e no esmalte dos dentes. No final da década de 1940, os suplementos dietéticos de flúor eram utilizados para proporcionar os benefícios sistémicos do flúor às crianças que viviam em áreas sem água fluoretada. Desde a década de 1980, as evidências laboratoriais e epidemiológicas indicam que a ação predominante de todos os fluoretos, incluindo os suplementos de fluoreto, é principalmente pós-eruptiva e tópica, no entanto, o benefício máximo é alcançado quando são utilizados fluoretos tópicos e sistémicos.

O benefício pré-eruptivo do flúor termina com a maturação do esmalte dos dentes decíduos por volta dos dois anos de idade e para os dentes anteriores permanentes por volta dos seis a oito anos. A absorção de flúor no esmalte dos molares permanentes continua até a maturação dos dentes do siso por volta dos 16 anos. Os suplementos são rotineiramente recomendados para serem descontinuados após os 16 anos de idade, embora a investigação sugira que podem continuar a ser úteis como uma modalidade de flúor tópico para indivíduos de alto risco. Os suplementos de flúor tomados por mulheres no período pré-natal não demonstraram ser benéficos na prevenção da cárie dentária nos seus filhos. Os suplementos de flúor devem ser prescritos com base na avaliação do risco de cárie, no nível de concentração de flúor na fonte primária de água potável e noutras fontes dietéticas de flúor e na idade da criança. Os suplementos de flúor são eficazes na redução da cárie dentária em crianças quando o flúor nos abastecimentos de água da comunidade não é ótimo e as fontes de flúor ingeridas são baixas .[43]

<u>**Dosagem do suplemento de flúor**</u>

Age	**Fluoride Ion Level in Drinking Water (ppm)**		
	<0.3	**0.3-0.6**	**>0.6**
Birth–6 months	None	None	None
6 months–3 years	0.25 mg/day	None	None
3–6 years	0.50 mg/day	0.25 mg/day	None
6–16 years	1.0 mg/day	0.50 mg/day	None

Considerações importantes aquando da utilização do esquema de dosagem:

a. Se o nível de flúor for desconhecido, a água potável deve ser testada quanto ao teor de flúor antes de serem prescritos suplementos. Para testar o teor de flúor, contacte o departamento de saúde local ou estatal.

b. Todas as fontes de fluoreto devem ser avaliadas através de um historial completo de fluoreto.

c. A exposição dos doentes a múltiplas fontes de água pode tornar complexa a prescrição correta.

d. A ingestão de níveis de fluoreto superiores aos recomendados por crianças tem sido associada a um aumento da fluorose dentária ligeira em dentes em desenvolvimento e não irrompidos.

e. Os suplementos de flúor requerem um cumprimento diário a longo prazo. Os suplementos dietéticos de flúor são fabricados sob a forma de comprimidos ou gotas, destinados a serem engolidos, comprimidos para mastigar ou pastilhas destinadas a serem sugadas lentamente ou a dissolverem-se lentamente na boca. Os suplementos contêm uma quantidade medida de flúor, normalmente 0,25 mg, 0,5 mg ou 1,0 mg, geralmente como fluoreto de sódio, mas por vezes como fluoreto de fosfato acidulado, fluoreto de potássio ou fluoreto de cálcio.

Destinavam-se, e ainda se destinam, a ser utilizados apenas em áreas onde há pouco ou nenhum flúor na água potável e onde não há outra utilização intencional de flúor ingerido, ou esta é muito limitada. Existem poucos dados sobre o grau de utilização destes produtos, mas sabe-se que são amplamente utilizados como preventivos de cáries em crianças. Em muitos países, os suplementos só estão disponíveis mediante receita médica, embora alguns países permitam a venda livre. Na República Checa, ambas as formas estão atualmente disponíveis. Nalguns países, eram, e ainda são em alguns casos, distribuídos às crianças através de programas de saúde pública[44]

Antigos calendários de administração de suplementos de fluoreto recomendados em vários países europeus (mg F/dia)

Child's age	0–1	1–2	2–3	3–4	4–5	5–6	6+
France	0.25	0.25	0.50	0.5	0.75	0.75	1.0
Switzerland	0.25	0.25	0.5	0.50	0.75	0.75	1.0
Germany	0.25	0.25	0.5	0.75	0.75	0.75	1.0
Austria	0.25	0.25	0.5	0.50	0.75	1.00	1.0
Czech Rep.	0.25	0.25	0.5	0.75	0.75	1.00	1.0

Tipos de suplementos de flúor

I) Gotas de flúor

II) Comprimidos de flúor

III) Pastilhas de flúor

Gotas de flúor-

Cada ml de Fluoreto de Sódio em gotas contém 0,5 mg de ião fluoreto (F) de 1,1 mg de fluoreto de sódio (NaF). Está disponível em frascos de 50 ml

Ingredientes activos:

Fluoreto de sódio (0,11% p/v).

Outros ingredientes: Glicerina, água purificada, xilitol, propilenoglicol, aroma natural de uva, sucralose, metilparabeno, propilparabeno.

Fundamentação :

Multivitamin with fluoride drops é um suplemento vitamínico e mineral. Funciona fornecendo vitaminas extra ao corpo quando não obtém o suficiente através da sua dieta. O flúor fortalece os dentes e diminui os efeitos do ácido e das bactérias nos dentes.

Contraindicação :

- Se o indivíduo for alérgico a qualquer ingrediente do multivitamínico com gotas de flúor.
- A água potável tem um teor de fluoreto superior a 0,7 partes por milhão (ppm).

Modo de administração:

a) O multivitamínico com gotas de flúor deve ser tomado por via oral, com ou sem alimentos.

Se ocorrerem perturbações gástricas, é necessário tomar alimentos para reduzir a irritação do estômago.

b) O conta-gotas fornecido é utilizado para medir a dose.

---

c) Aconselha-se a não comer ou beber produtos lácteos 1 hora antes ou 2 horas depois da administração de gotas de flúor.

d) Os antiácidos que contêm alumínio, cálcio ou magnésio não devem ser consumidos durante 23 horas após a toma de multivitaminas com gotas de flúor.

e) Se falhar uma dose, esta deve ser tomada o mais rapidamente possível. Se estiver quase na altura da dose seguinte, ignore a dose esquecida e volte ao seu esquema posológico normal. Nunca devem ser tomadas 2 doses de uma só vez .[45]

Estudos efectuados sobre gotas de flúor:

O efeito inibidor de cáries de um programa de gotas de flúor: um estudo de 3 anos em crianças chinesas do jardim de infância realizado por Hud et al. Durante 3 anos, as crianças participantes ingeriram diariamente na escola 0,25 mg de flúor, sob a forma de gotas para as crianças de 2 a 3 anos e 0,5 mg para as crianças com 3 anos ou mais. Estes suplementos de flúor sistémico foram disponibilizados durante mais de 180 dias por ano e foram distribuídos por professores que mantinham registos de presença.

Foram realizados exames anuais a 176 crianças de 2 anos que utilizaram os suplementos nos jardins-de-infância e a 148 crianças de controlo. Após 3 anos, 128 crianças do grupo de teste e 112 do grupo de controlo permaneceram no estudo. Os resultados demonstraram uma redução acentuada da cárie dentária no grupo de controlo: as crianças do teste tinham 2,21 dentes cariados, perdidos ou obturados (DMFT) - contra 4,32 no grupo de controlo, uma taxa de redução de 48,84%.

Os incrementos médios do CPOD durante o período de 3 anos foram de 1,76 e 3,92, respetivamente. Durante um período de 1 a 3 anos de utilização do suplemento, o grupo que recebeu as gotas de flúor teve uma prevalência de cáries consistentemente mais baixa do que o grupo de controlo. As diferenças foram estatisticamente significativas .[46]

Pastilhas e pastilhas de flúor:

Os comprimidos e pastilhas estão disponíveis com 1,0, 0,5 ou 0,25 mg de fluoreto.

Composição :

Cada comprimido (força total) contém 1 mg de ião fluoreto (F) a partir de 2,21 mg de fluoreto de sódio (NaF). Outros ingredientes incluem Sabor a cereja, FD&C vermelho #40, manitol, estearato de magnésio e celulose microcristalina.

Indicações de utilização:

Para utilização como suplemento em pacientes pediátricos com idades compreendidas entre os 6 meses e os 16 anos, que vivam em zonas onde o nível de fluoreto da água potável não exceda 0,6 ppm F.

Contra-indicações:

Alergia a qualquer ingrediente dos comprimidos ou pastilhas de fluoreto de sódio A água potável tem um teor de fluoreto superior a 0,6 partes por milhão (ppm) A criança tem problemas renais graves, dores nas articulações, úlceras no estômago ou no intestino ou amolecimento dos ossos (osteomalácia, raquitismo)

Efeitos adversos:

A ingestão diária prolongada de flúor em excesso resultará em vários graus de fluorose dentária .[47]

Dosagem:

Esquema de dosagem para suplementos de flúor (The British Dental Association , 1996) Para crianças que vivem em áreas com abastecimento de água contendo menos de 0,3 ppm de flúor e que são consideradas de alto risco, o esquema de dosagem recomendado deve ser:

Tabela de suplementos dietéticos de flúor, Aapd (1967)

<0.3ppm of fluoride in water	
Age	
Birth to 6 months	0
6 months up to 3 years	0.25mg F per day
3 up to 6 years	0.50mg F per day
6 years to 16 years	1mg F per day
0.3-0.7ppm of fluoride in water	
Birth to 6 months	0
6 months up to 3 years	0
3 up to 6 years	0.25mg F per day
6 years to 16 years	0.5mg F per day
>7ppm of fluoride in water	
Birth to 6 months	0
6 months up to 3 years	0
3 up to 6 years	0
6 years to 16 years	0

Administração:

- Tomar os comprimidos mastigáveis de fluoreto de sódio por via oral, com ou sem alimentos. Não comer ou beber produtos lácteos 1 hora antes ou depois do consumo de fluoreto de sódio em comprimidos para mastigar.

- Não tomar um antiácido que contenha alumínio, cálcio ou magnésio durante vários meses horas após a toma dos comprimidos.

- Dissolver os comprimidos mastigáveis de fluoreto de sódio na boca ou mastigá-los bem antes de os engolir.

- No caso das pastilhas, deixar dissolver lentamente na boca e engolir com saliva.
- Tomar comprimidos mastigáveis de fluoreto de sódio ao deitar, depois de escovar os dentes.
- Se se esquecer de uma dose de fluoreto de sódio em comprimidos para mastigar, tome-a o mais rapidamente possível. Se estiver quase na altura de tomar a próxima dose, ignore a dose esquecida e volte ao seu esquema posológico normal. Não tome 2 doses de uma só vez .[48]

Mudança de uma gota para uma forma de comprimido de um suplemento dietético de fluoreto

A criança pequena deve usar gotas de flúor dietético até conseguir dissolver e engolir o comprimido. As gotas devem continuar a ser utilizadas até aos dois ou, eventualmente, aos três anos de idade.

Controvérsias:

Ao prescreverem qualquer agente farmacêutico, os dentistas e os médicos devem tentar maximizar os benefícios e minimizar os efeitos nocivos. Para bebés e crianças com menos de 6 anos de idade, é possível que haja tanto um benefício de prevenção da cárie dentária como um risco de fluorose do esmalte. Embora os dentes primários das crianças com idades compreendidas entre 1 e 6 anos beneficiem da ação pós-eruptiva do flúor, e possa existir algum benefício pré-eruptivo para o desenvolvimento dos dentes permanentes, os suplementos de flúor também podem aumentar o risco de fluorose do esmalte nesta idade, se não for seguido o calendário adequado .[49]

Estudos sobre pastilhas e comprimidos de flúor:

Um estudo efectuado por Tubert-Jeannin S et al mostrou que a utilização de suplementos de flúor está associada a uma redução do aumento de cáries quando comparada com a não utilização de suplementos de flúor em dentes permanentes. O efeito dos suplementos de flúor não foi claro nos dentes decíduos. Quando comparado com a administração de fluoretos tópicos, não foi observado nenhum efeito diferencial.

A revisão sistemática efectuada por Lampert LM e , Lo D sobre os suplementos de flúor apresentou resultados semelhantes .[50]

Sabe-se que o flúor tem um efeito protetor contra a cárie dentária ao impedir a desmineralização do esmalte dentário durante o ataque das bactérias produtoras de ácido da placa bacteriana. Em bebés e crianças pequenas com dentes pré-erupcionados, o flúor ingerido é incorporado no esmalte em desenvolvimento, tornando os dentes mais resistentes à cárie. Beber água fluoretada ou escovar os dentes com pasta dentífrica fluoretada aumenta a concentração de flúor na saliva e no fluido da placa bacteriana, o que reduz a taxa de desmineralização do esmalte durante o processo de cárie e promove a remineralização das lesões precoces de cárie. Quando ingerido na água, o flúor é absorvido e segregado de volta para a saliva, onde pode atuar novamente para inibir a desmineralização do esmalte[51] .

Já em 1942, tinha sido adequadamente demonstrado que a utilização de águas potáveis com flúor produz uma redução acentuada na incidência de cáries dentárias. Vários estudos epidemiológicos sugeriram a hipótese de que a adição de fluoretos às águas de abastecimento público resultaria numa redução substancial da cárie dentária. Para testar esta hipótese e avaliar o procedimento como um método de controlo da cárie, foram iniciados vários estudos em 1944-45. Um desses estudos é o estudo Grand Rapids-Muskegon, efectuado pelo Serviço de Saúde Pública com a cooperação do Departamento de Saúde do Michigan, da Universidade do Michigan e dos funcionários municipais de Grand Rapids e Muskegon, Michigan.

Conforme planeado inicialmente, o estudo Grand Rapids-Muskegon foi concebido para continuar por um período de 10 a 15 anos. Este período foi selecionado de modo a que as observações fossem comparáveis às obtidas nos estudos epidemiológicos básicos em crianças dos 12 aos 14 anos de idade com uma história contínua de utilização de água fluoretada.

A partir de 25 de janeiro de 1945, foi adicionado fluoreto de sódio ao abastecimento de água de Grand Rapids, a principal área de estudo. Desde essa altura, o teor de fluoreto da água de abastecimento tem sido mantido a um nível de concentração de 1 p.p.m. (no intervalo de 0,9 a 1,1 p.p.m.). O abastecimento de água em Muskegon, a área de controlo, continha menos de 0,2 p.p.m. de fluoreto até julho de 1951. Nessa altura, Muskegon começou a adicionar flúor ao seu abastecimento de água para manter um nível semelhante ao de Grand Rapids[52]

Os primeiros dados dentários do estudo Grand Rapids-Muskegon foram publicados em 1950 e relatavam dados de base recolhidos em 1944-45 com base em exames de todas as 28.614 crianças em Grand Rapids e de todas as 7786 crianças em Muskegon com idades entre os 14 e os 16 anos, juntamente com dados de acompanhamento recolhidos em 1949. Os autores concluíram que, após 15 anos, a experiência total de cáries foi reduzida em 50-63% em crianças com idades entre os 12 e os 14 anos e em 48-50% em crianças com 15 ou 16 anos. Da mesma forma, alguns outros estudos de fluoretação da água da comunidade também relataram uma redução da experiência total de cárie, o estudo de Newburgh-Kingston (2nd maio, 1946) relatou a experiência de cárie em crianças de 10-12 anos de 19451955 como 23,1% a 26,3%, enquanto a taxa de DMF para crianças de 10 anos de idade em Newburgh foi vista como sendo 23-13.9%, confirmando assim a propriedade inibidora de cáries do flúor na água potável. O estudo de Evanston-Oak Park (1946) relatou uma redução de 55% na experiência de cárie entre crianças de 14 anos, o estudo canadiano (Brantford, Sarnia e Stratford, junho de 1945) relatou uma redução de 55% na experiência de cárie, o estudo holandês (1953) relatou uma redução de 45% na experiência de cárie, o estudo neozelandês (Hastings, 1954) relatou uma redução de 40% na experiência de cárie, o estudo britânico (1944) relatou uma redução de 50% na experiência de cárie [53]

Foi encontrado um total de 26 estudos sobre o efeito da fluoretação da água na cárie dentária, relatados em 73 artigos publicados entre 1951 e 2000. Foram localizados cinco estudos não publicados (Hobbs 1994, Wragg 1992, Gray 1999, Holdcroft 1999 e Gray, 2000). A conceção do estudo antes-depois foi utilizada em todos os estudos incluídos, exceto em três. As três excepções foram dois estudos de coorte prospectivos (Hardwick 1982, Маиротё 2000) de

cáries em crianças e um estudo de coorte retrospetivo (Pot 1974) de adultos com dentes falsos

Análises laboratoriais revelaram que a concentração de flúor na superfície do esmalte era maior nos dentes que se desenvolveram sob a influência da fluoretação da água [Chan et al., 1989; Takeuchi et al., 1996]. Também foi constatado que a administração pré-natal de suplementos de flúor poderia reduzir a prevalência de cáries em dentes decíduos [Glenn et al., 1982]. Em 1985, LeGeros et al. efectuaram investigações físico-químicas do esmalte dos dentes decíduos de um pequeno número de crianças com e sem suplementação pré-natal de flúor. Eles descobriram que o esmalte de crianças que

foram sujeitas a fluoretação pré-natal apresentaram padrões mais homogéneos e menos extensos de ataque ácido, populações de cristais mais densas nas regiões intraprismáticas, maiores dimensões dos prismas, maior densidade mineral total, maior grau de cristalinidade, menores dimensões do eixo a, mais fluoreto e menor teor de carbonato .[54]

Nas décadas de 1970 e 1980, surgiram algumas dúvidas sobre o efeito exclusivamente pré-eruptivo do flúor. Os dentes primários estavam protegidos contra a cárie, embora a incorporação pré-natal de flúor nos dentes não erupcionados fosse insignificante. Além disso, um estudo longitudinal, randomizado, duplo-cego, que testou a eficácia da suplementação pré-natal de flúor na prevenção de cáries em crianças seguidas até os 5 anos de idade, não apoiou a hipótese de que o flúor pré-natal tem um forte efeito preventivo de cáries [Leverett et al., 1997]. Hellwig e Klimek [1985] verificaram que as crianças com 12,5-16 anos de idade que tinham sido expostas durante toda a sua vida a água naturalmente fluoretada apresentavam significativamente menos lesões de cárie em comparação com um grupo de controlo. No entanto, também descobriram que mesmo as crianças que consumiram água fluoretada apenas durante 2 anos mostraram uma pontuação do CPOD nitidamente reduzida em comparação com as crianças de controlo (fig. 1). Kunzel e Fischer [1997] analisaram a subida e descida da prevalência de cáries em duas cidades alemãs e a sua relação com a alteração das concentrações de F na água potável .[55]

Como veículo dietético para assegurar uma ingestão adequada de flúor, o sal doméstico vem a seguir à água potável. Foi introduzido pela Wespi em 1948 na Suíça. Desde 1983, a quantidade de flúor adicionada ao sal é de 250mgF/ kg de sal (250ppm F).

Os resultados provisórios foram publicados por Marthaler at al (1977, 1978), que concluíram que a eficácia preventiva da cárie do sal fluoretado em Vaud era superior aos 25 % de redução observados após a adição de 90 mg F/kg noutros cantões suíços (Marthaler e Schenardi, 1962). Os resultados após 12 anos são apresentados por de Crousaz et al. (1985). Em 1970, 1974, 1978 e 1982, foram efectuados exames dentários a crianças de quatro grupos etários, 8, 10, 12 e 14 anos, numa base cega para o examinador, embora o número de crianças de 14 anos fosse demasiado pequeno para ser analisado. Os autores concluíram que

1. Verificou-se uma diminuição da experiência de cárie nas crianças da comunidade de controlo

2. Um declínio semelhante ocorreu nas crianças de 12 e 14 anos de idade que vivem na comunidade de teste, este resultado não foi semelhante no caso dos 8-10 anos, onde uma baixa experiência de cárie já estava presente em 1970, provavelmente devido ao uso precoce de comprimidos fluoretados.

3. A experiência de cárie foi consistentemente baixa nas crianças da comunidade de teste que usavam sal fluoretado com 250 mg F/kg, em comparação com as crianças da comunidade de controlo.

O efeito da saúde dentária das crianças após 9 anos de fluoretação do sal a 250ppm F na

O Cantão de Glarus foi relatado por Steiner et al em 1986. A experiência de cárie diminuiu em Glarus mais rapidamente do que noutras áreas, apontando para um efeito cariostático do sal fluoretado[56]

Toth, em 1976, relatou a eficácia da fluoretação do sal com 250 mg F/kg na Hungria após 8 anos de utilização. Os resultados foram os seguintes

	Experimental	Control
1966	6.8	8.6
1974	4.1	9.2
Difference	-2.7 (-39.5%)	+0.6 (+7.1%)

Indicou uma redução da cárie dentária em crianças de 6 anos de idade na comunidade de teste, enquanto a experiência de cárie aumentou na comunidade de controlo.

Num estudo realizado por Toth et al no ano de 1979, após 10 anos de fluoretação do sal e da água numa comunidade, os valores deft foram comparados entre as crianças de 5-6 anos que utilizavam a fluoretação do sal e as crianças do mesmo grupo etário que utilizavam a fluoretação da água. As crianças da comunidade com fluoretação do sal tinham um valor deft de 2,8, enquanto o valor deft era de 1,4 nas crianças da mesma idade que viviam na mesma zona e que utilizavam água fluoretada. Estes resultados de 10 anos indicaram que ocorreu uma redução substancial das cáries após a introdução da fluoretação do sal, mas esta foi menor em comparação com a que ocorreu com a água. O flúor é excretado principalmente através da urina. Na análise das amostras de urina das crianças das comunidades colombianas ao longo do ano, revelou-se que a quantidade de excreção de flúor era semelhante nas comunidades salinas, mas os níveis de excreção eram 20% inferiores aos das amostras de urina das crianças da cidade fluoretada com água .[57]

Em 1977, o nível de fluoreto do sal foi aumentado para 350mg F/kg. De acordo com Marthalar (1983), Toth observou uma redução de cáries em 1982 de 53-68% após a utilização de sal com um nível elevado de fluoreto.

No estudo colombiano, o CaF2 (que é solúvel a 8ppm F) foi tão eficaz na prevenção de cáries como o NaF, que é uma vez mais solúvel (Marthalar e Sener Zanola, 1985). No entanto, se menos de 4-6 ppm F estiver disponível na forma iónica (como acontece com o pão feito com 250ppm F sal), o efeito tópico indispensável é muito reduzido. Tendo em conta uma série de estudos (em comparação com a fluoretação da água) que duraram um máximo de 12 anos, a atividade preventiva da cárie da fluoretação do sal aproximou-se substancialmente da da fluoretação da água.

Em 1964, um estudo efectuado por Mejia et al em quatro comunidades colombianas. Na aldeia de Montebello, foi adicionado fluoreto de sódio ao sal doméstico (200mg F/kg), enquanto que na Arménia foi adicionado fluoreto de cálcio ao sal doméstico (200mg G/kg), em San Pedro a água potável foi fluoretada com 1ppm F e Matias continuou a ser a comunidade de controlo. Ao fim de 8 anos, observou-se uma grande redução na prevalência de cáries entre as crianças de 8 anos de idade nas três cidades fluoretadas, em comparação com a comunidade de controlo. Entre as crianças de 6-14 anos, verificou-se uma redução do CPOD entre 1964 e 1974, que foi de 50% em Montebello (NaF no sal), 48% na Arménia (CaF no sal), 60% em San Pedro (água fluoretada), 5% em Don Matias (cidade de controlo). A desvantagem deste programa é a ingestão muito baixa ou nula de sal pelos bebés e crianças pequenas .[58]

Tanto o leite bovino como o humano contêm um baixo nível de fluoreto, cerca de 0,03ppm F (Ericson e Ribelius 1971). Uma vez que o leite é recomendado como um bom alimento para bebés e crianças, foi considerado há mais de 30 anos como um veículo adequado para suplementar a ingestão de flúor pelas crianças em áreas com abastecimento de água deficiente em flúor. Ericson (1958) mostrou que o flúor era absorvido no intestino tão prontamente do leite quanto da água, refutando a sugestão de que o alto teor de cálcio do leite tornaria o flúor indisponível.

Em 1988, o primeiro programa comunitário de fluoretação do leite foi introduzido na Bulgária e abrangeu cerca de 15.000 crianças. Em 2000, este número tinha aumentado para 114 000 crianças, à medida que os programas eram introduzidos em quatro outros países. Mais recentemente, registou-se uma nova expansão, particularmente na Tailândia e no Chile, e há agora 800.000 crianças em cinco países que participam nos programas internacionais. Como a fluoretação do leite tem como alvo principal a população infantil, foram estabelecidos esquemas de fluoretação do leite no contexto de programas de saúde escolar (OMS, 2003) e programas para uma dieta e nutrição saudáveis .[36]

Imamura (1959) foi, no entanto, o primeiro a publicar os resultados de um ensaio clínico com leite fluoretado. No Japão do pós-guerra, foram efectuadas experiências sobre a prevenção da cárie dentária através da adição de comprimidos de flúor às refeições escolares. Imamura começou em 1952 a administrar uma solução de NaF às refeições escolares nas escolas primárias da cidade de Yokohama, onde eram servidos pratos líquidos como leite e sopa durante 150 a 180 dias por ano. A dose diária era de 2,0 a 2,5 mg de NaF. Os alunos das escolas de controlo tomavam as suas refeições sem adição de fluoreto. Após cinco anos, foram examinadas 167 crianças de onze anos de idade da escola experimental e 141 crianças da escola de comparação. A redução global da cárie nos dentes permanentes foi de 34% para os que começaram a frequentar a escola em 1952, enquanto que para os que entraram em 1953 houve uma redução de 29%. Considerando a redução de cárie dos primeiros molares permanentes, esta variou de 14% a 20% durante o mesmo período. Não foram observados efeitos adversos, como a fluorose, e a investigação laboratorial mostrou um aumento do teor de flúor no esmalte dos segundos molares primários no grupo do flúor, em comparação com as crianças de controlo .[38]

O segundo estudo, publicado em 1962 por Rusoff *et al.*, foi efectuado em Baton Rouge, Lousiana, EUA. Um programa de almoço escolar iniciado em 1955 com 171 crianças, incluindo um grupo tratado e um grupo de controlo. No início do estudo, foi dado às crianças de 6-9 anos meio litro de leite fluoretado contendo 1 mg de flúor como 2,2 mg de NaF (=285 ml de leite contendo 3,5 ppm de F) por dia de escola. Durante os períodos de férias, foi fornecida aos pais das crianças do grupo de teste uma solução de NaF, para continuarem a dosear o flúor do leite em casa. Após 3,5 anos, quando 65 crianças do grupo de teste e 64 crianças do grupo de controlo foram examinadas, foi registada uma redução global de cáries de 35% nos dentes permanentes. No entanto, para os indivíduos com 6 anos de idade no início da experiência, houve uma diferença de 70% entre os grupos de teste e de controlo. Dezoito meses após a interrupção da ingestão de flúor, no exame final, foi observado um efeito de arrastamento: uma diferença significativa de aproximadamente 50% na taxa de cárie a favor do grupo tratado.

Na Suíça, Ziegler (1953) propôs a fluoretação do leite para crianças pequenas, com base no pressuposto de que a introdução de sal fluoretado não seria suficiente para fins de prevenção de cáries, devido à baixa ingestão de sal neste grupo etário. Os estudos epidemiológicos efectuados em Winterthur por Wirz nos anos lectivos de 1956-57 e 1957-58 apoiaram a necessidade de introduzir um novo método de prevenção do flúor: a fluoretação do leite. Em cerca de cinco anos de trabalho preparatório - devido à falta de acordo com a indústria de lacticínios - Ziegler (1956, 1959) elaborou o seu método de fluoretação do leite, adicionando uma solução de NaF a 0,22% ao leite doméstico.

[st]O programa de saúde oral da OMS continua a sublinhar a importância da abordagem de saúde pública para a utilização eficaz do flúor na prevenção da cárie dentária no século XXI. Todas as pessoas devem ser encorajadas a escovar os dentes diariamente com pasta dentífrica com flúor. Além disso, quando a incidência e a prevalência de cáries dentárias na comunidade são moderadas ou quando há indicações firmes de que a incidência de cáries está a aumentar, deve ser considerada uma fonte adicional de flúor (água, sal ou leite). Quando o país (ou área do país) tem um nível moderado de desenvolvimento económico e tecnológico, um abastecimento de água municipal que atinge uma grande população, engenheiros da água com formação e uma opinião pública favorável, a fluoretação da água utilizando flúor a uma concentração de 0,5 -1 mg/ml é o método de escolha. O relatório de saúde oral da OMS de 2003 refere que a prevalência e a incidência da cárie dentária podem ser controladas pela ação conjunta das comunidades, dos profissionais e dos indivíduos. No entanto, em muitos países em desenvolvimento, o acesso aos serviços de saúde oral é muito limitado, ao passo que nos países desenvolvidos uma parte significativa dos grupos populacionais não é servida .[39]

CAPÍTULO 10

(1) A assistência de organizações proeminentes como a OMS para esclarecer as preocupações das autoridades sanitárias foi considerada indispensável.

(2) Os estudos de viabilidade são essenciais antes de desenvolver ou instituir um programa de fluoretação (água, sal ou leite).

(a) Um elemento essencial é o recenseamento dos abastecimentos de água e a cartografia do flúor.

(b) Se forem contemplados programas alternativos de prevenção baseados na comunidade (sal ou leite), o pessoal especialmente treinado necessário para a implementação e monitorização deve ser considerado antes do início de tais programas.

(3) A educação da comunidade sobre os benefícios do flúor é fundamental; a educação deve também incluir as consequências da exposição ao flúor acima das concentrações óptimas.

(4) Os países necessitam de assistência técnica e orientação para planear e avaliar as intervenções baseadas na comunidade.

(5) A assistência técnica, que inclui o reforço das capacidades em matéria de metodologia e vigilância da fluoretação, é imperativa para o êxito do programa.

(6) As medidas de fluoretação automática em toda a população são consideradas os métodos mais eficazes e equitativos de prevenção da cárie dentária e não requerem qualquer esforço de cooperação ou ação direta por parte da população. Essas medidas têm um impacto benéfico significativo, em especial nas populações carenciadas.

(7) A implementação e a avaliação do processo a nível local e nacional carecem de maior divulgação.

(8) Em países com programas de fluoretação da água, é importante determinar os tipos de filtros que as famílias podem estar a utilizar em casa, uma vez que os sistemas de filtragem que utilizam a metodologia de osmose inversa removem efetivamente o flúor da água.

(9) Nos países onde a fluoretação da água é limitada e não é viável a sua implementação noutras comunidades, pode ser considerada a fluoretação do sal ou do leite.

(10) A necessidade de estabelecer um sistema de vigilância epidemiológica foi identificada como uma prioridade.

(a) É indispensável um planeamento rigoroso, nomeadamente no que se refere à rede de distribuição.

(b) A monitorização da água, do sal e do leite deve ser efectuada na unidade de transformação e no consumidor final, para garantir que a quantidade correta de fluoreto é fornecida ao utilizador.

(11) Se forem contemplados programas alternativos de prevenção baseados na comunidade (sal ou leite), o pessoal especialmente treinado necessário para a implementação e monitorização deve ser considerado antes do início de tais programas.

(12) Os programas comunitários de fluoreto devem ter em consideração a segurança profissional do pessoal responsável pelo manuseamento do fluoreto.

(13) É necessário reforçar a investigação sobre os sistemas de saúde e traduzir a informação em práticas baseadas na comunidade.

(a) É necessário reforçar a comunicação entre a Direção-Geral da Alimentação e o Ministério da Saúde para evitar mensagens contraditórias sobre a redução da ingestão de sal.

(b) O atual conjunto de conhecimentos indica que o iodo e o flúor são compatíveis.

(14) Há uma necessidade eminente de desenvolver um manual simples (um "tratado elementar") com informação sobre métodos de fluoretação, benefícios, poupanças, controlo de qualidade e vigilância que possa ser usado nos países como forma de apoiar a decisão de desenvolver ou manter programas de fluoretação.

(15) Os programas comunitários de prevenção do flúor subsidiados pelo governo podem ser privatizados em alguns países. A gestão cuidadosa da situação deve ser
considerado.

CAPÍTULO 11

Recomendações aos diretores nacionais dos programas de saúde oral

Recomendações gerais

(1) As recomendações da OMS e da Organização das Nações Unidas para a Alimentação e a Agricultura (FAO) para reduzir o consumo de sal não devem ser ignoradas.

(2) A prevenção escolar deve ser integrada nas actividades gerais de saúde - por exemplo, dieta e nutrição e campanhas de vacinação.

(3) Deve ter-se cuidado na seleção de suplementos de flúor para programas de prevenção baseados nas escolas, uma vez que esta abordagem tem uma relevância modesta num programa dirigido à população, devido a dificuldades em vários países resultantes de questões de cumprimento e instruções inadequadas para as crianças.

Recomendações específicas

(4) Isenções fiscais sobre equipamentos e elementos necessários para uso no programa de fluoretação devem ser negociadas com as autoridades correspondentes para facilitar a implementação do programa e reduzir os custos.

(5) É essencial o estabelecimento de um comité multidisciplinar ou de uma comissão nacional para assistir, coordenar e aconselhar sobre os programas de fluoretação, incluindo a vigilância epidemiológica.

(6) Os estudos de custo/benefício são úteis para demonstrar às autoridades as vantagens económicas dos programas de fluoretação e podem demonstrar claramente a quantidade de dinheiro que o governo pouparia ao longo de um período de anos com a implementação do programa de prevenção comunitária. Essas estimativas devem ser efectuadas a nível nacional.

(7) Em áreas onde o flúor pode estar presente na água em concentrações óptimas ou acima das óptimas, ou onde se suspeita que grupos populacionais recebam flúor através da dieta, a estimativa da exposição ao flúor através de estudos de excreção renal de flúor é essencial para verificar os níveis de exposição. Essas informações serão úteis para decidir se a fluoretação comunitária é indicada e também ajudarão a monitorizar os programas comunitários de prevenção da cárie dentária pós-implementação que utilizam fluoreto.

(8) Se a fluoretação do sal for o método de escolha, as condições ambientais, de embalagem e de armazenamento do sal fluoretado processado devem ser tidas em consideração, para minimizar a possibilidade de segregação do flúor em sacos grandes.

(9) Se for possível garantir uma menor ingestão de sal numa população, devem ser consideradas concentrações mais elevadas de iodo e flúor.

CAPÍTULO 12

Resumo dos principais grupos de trabalho

(1) As medidas de fluoretação automática em toda a população são consideradas os métodos mais eficazes e equitativos de prevenção da cárie dentária.

(2) Os estudos de viabilidade são essenciais antes de desenvolver ou instituir um programa de fluoretação (água, sal ou leite).

(3) A educação da comunidade sobre os benefícios do flúor é fundamental.

(4) Os países precisam de assistência técnica e orientação para planear, implementar e avaliar intervenções baseadas na comunidade.

(5) A necessidade de estabelecer um sistema de vigilância epidemiológica foi identificada como uma prioridade.

(6) É necessário reforçar a investigação sobre os sistemas de saúde e traduzir a informação em práticas baseadas na comunidade.

(7) Existe uma necessidade eminente de desenvolver um manual simples ("tratado elementar") com informação sobre métodos de fluoretação, benefícios, poupanças, controlo de qualidade e vigilância que possa ser utilizado nos países como forma de apoiar a decisão de desenvolver ou manter programas de fluoretação.

(8) Os programas comunitários de prevenção do flúor subsidiados pelo governo podem ser privatizados em alguns países.

(9) Considera-se importante a partilha de experiências comunitárias com a utilização de fluoretos e as recomendações feitas pelas autoridades públicas nacionais e internacionais.

Quando utilizado de forma adequada, o flúor é um agente seguro e eficaz que pode ser utilizado para prevenir e controlar a cárie dentária. O flúor contribuiu profundamente para a melhoria da saúde dentária das pessoas nos Estados Unidos e noutros países. O flúor é necessário regularmente ao longo da vida para proteger os dentes contra a cárie dentária. Para garantir ganhos adicionais na saúde oral, a fluoretação da água deve ser alargada a mais comunidades e os dentífricos com flúor devem ser amplamente utilizados.

A OMS publicou recentemente uma panorâmica global da saúde oral e descreveu a abordagem do Programa

de Saúde Oral da OMS para promover uma melhoria contínua no século XXI. O relatório sublinhou que, apesar das grandes melhorias registadas em termos de redução da quantidade de cáries dentárias nas populações de todo o mundo, os problemas ainda persistem, especialmente entre os grupos desfavorecidos dos países desenvolvidos e em desenvolvimento. A cárie dentária continua a ser um importante problema de saúde pública na maioria dos países industrializados e é também a doença oral mais prevalente em vários países asiáticos e latino-americanos. Embora, de momento, pareça ser menos comum e menos grave na maior parte de África, o relatório prevê que, à luz da alteração das condições de vida e dos hábitos alimentares, a incidência de cáries dentárias aumentará em muitos dos países em desenvolvimento desse continente. Isto deve-se sobretudo ao consumo crescente de açúcares e à exposição inadequada aos fluoretos. No entanto, em muitos países em desenvolvimento, o acesso aos serviços de saúde oral é limitado e um número significativo de grupos populacionais não é servido. Por estas razões, os fluoretos aplicados profissionalmente têm pouca relevância para a saúde pública. Além disso, a fluoretação da água, devido a barreiras práticas e à falta de abastecimento centralizado de água, não é viável. As alternativas à fluoretação automática através da fluoretação da água são a fluoretação do sal, a fluoretação do leite e a utilização de suplementos fluoretados a preços acessíveis, e o Programa de Saúde Oral da OMS está atualmente a proceder à avaliação de projectos de demonstração em vários países. A combinação de pasta dentífrica contendo flúor com a fluoretação de
A fluoretação da água, do sal ou do leite tem sido bem sucedida na redução da prevalência de cáries em praticamente todas as regiões do mundo. O Programa de Saúde Oral da OMS presta assistência técnica aos países no processo de planeamento, implementação e avaliação de vários projectos de fluoretação.

Os conhecimentos actuais sobre a eficácia dos vários métodos de utilização de fluoretos levaram a concluir que cada país deveria analisar as suas próprias necessidades dentárias e tomar medidas legislativas para adotar os métodos de utilização de fluoretos que melhor se adaptam às suas necessidades nas diferentes regiões. Tendo em conta o valor comprovado dos fluoretos na promoção da saúde dentária, a sua utilização deveria ser alargada sem mais demora a todas as populações do mundo.

Não há justificação para utilizar mais do que uma medida sistémica de flúor em qualquer altura. Sempre que possível, quando se consideram combinações de terapêutica com flúor, é melhor escolher as que são auto-administradas ou administradas em grupo, porque são menos dispendiosas. Os problemas de fluorose dentária em áreas com elevadas concentrações naturais de flúor na água potável e a investigação para desenvolver métodos de desfluoretação eficazes, simples e económicos para abastecimentos de água de diferentes tamanhos.

CAPÍTULO 13

1. Armfield, J. M. Public water fluoridation and dental health in New South Wales (Fluoretação da água pública e saúde dentária em Nova Gales do Sul). Aust N Z J Public Health 2005;29(5): 477-483.
2. Levy SM, Kiritsy MC, Warren JJ. Sources of fluoride intake in children (Fontes de ingestão de flúor em crianças). J Public Health Dent1995;55(1):39-52.
3. Oganessian E, Lencova E, Broukal Z. Is systemic fluoride supplementation for dental caries prevention in children still justifiable. Prague Med Rep. 2007;108(4):306-14.
4. Estupinan-Day SR, Baez R, Horowitz H, Warpeha R, Sutherland B e Thamer M. Salt fluoridation and dental caries in Jamaica, Community Dent Oral Epidemiol 2001; 29: 247-252
5. Mullen J. History of water fluoridation (História da fluoretação da água). Br Dent J. 2005;199:1-4.
6. TothK . A study of 8 years' domestic salt fluoridation for the prevention of caries. Community Dent Oral Epidemiol. 1976;4:106-110.
7. Zahnheilk S M. Practical aspects of salt fluoridation (Aspectos práticos da fluoretação do sal). Adv Dent Res.1994; 93:1197-1214
8. LuomaH ,Fluoretos no açúcar. 1985. Int Dent J;35:43-49
9. Murray J J, Rugg-Gunn A J, Jenkins G N. Fluorides in Caries Prevention. 3rd edn, Oxford: Butterworth Heinemann, 1991
10. Mcclure F J.Water Fluoridation :The Search and the Victory. 1st ed. Instituto Nacional de Investigação Dentária dos EUA; 1970
11. Jones S, Burt BA, Petersen PE, Lennon MA. The effective use of fluorides in public health. Boletim do Órgão Mundial de Saúde. 2005;83(9):670-6.
12. Barker JC, Guerra C, Gonzalez-Vargas MJ, Hoeft KS. Acceptability of Salt Fluoridation in a Rural Latino Community in the United States: An Ethnographic Study. PloS one. 2016;11(7):1-23.
13. Marthaler TM. Visão geral da fluoretação do sal na Suíça desde 1955, uma breve história.Swiss Dent J. 2005;115(8):651.
14. Molyneux L, Preston AJ. Promoting oral health: the use of salt fluoridation to prevent dental caries. Br Dent J. 2007;202(10):639.
15. Szëkely M, Banoczy J, Rugg-Gunn A. A review of worldwide milk fluoridation programs used in caries Prevention. Oral Health Dent Manag. 2007;6(4):9-17.
16. Imamura Y. Treatment of school meals with sodium fluoride as a means of preventing tooth cay. J Oral Disease Acad. 1959;26:180-199
17. Rusoff LL, Konikoff BS, Frye JB, Johnson JE, Frye WW. Fluoride addition to milk and its effect on dental caries in school children. Am J Clin Nutr. 1962;11:94-101

18. Ziegler E.Cariesprophylaxe durch Fluorierung der Milch Caries prevention through fluoridation of milk. Schweiz Med Wochenschr Suppl. 1953;83:723-724.

19. Peter S. Essential of Preventive and Community dentistry. Editora Arya (Medi). 5th edition

20. KaminskyLS, Mahoney MC, Leach J, Melius J, Jo Miller M. Fluoride: benefits and risks of exposure. Crit Rev Oral Biol Med. 1990;1(4):261-81.

21. Hiremath S S. Textbook Of community and preventive dentistry. Elsevier. 2nd edition.

22. Galagan DJ, Vermillion JR. Determining optimum fluoride concentrations. Public Health Rep.1957 ;72(6):491.

23. Ganesan M. Estado da qualidade das águas subterrâneas no que respeita à contaminação por fluoreto em Harur Taluk, Dharmpuri, Tamilnadu. Int J Clin Biol Sci2015;2(4):24-28

24. Revees T G.Water Fluoridation:A manual for engineers and Technicains. Departamento de Saúde e Serviços Humanos dos EUA, Serviço de Saúde Pública, Centros de Controlo de Doenças, Atividade de Prevenção de Doenças Dentárias, Centro de Serviços de Prevenção, 1985

25. FawellJK, Bailey K. Fluoride in drinking-water. OMS, 2006.

26. Murray J J, Nunn J H, Steele J G. The Prevention of Oral Disease.oxford.4th edition

27. Tewari A.Fluoride and Dental Caries.1st edition .1986

28. Horowitz HS, Heifetz SB, Law FE, Driscoll WS. School fluoridation studies in Elk Lake, Pennsylvania, and Pike County, Kentucky--results after eight years.Am J Public Health. 1968 ;58(12):2240-50.

29. . Heifetz SB, Horowitz HS, Driscoll WS . Effect of school water fluoridation on dental caries: results in Seagrove, NC, after eight years . J Am Dent Assoc.1978;97(2):193-6.

30. Marthaler TM. A fluoretação do sal e a saúde oral.Ata Med Acad.2013;42(2):140- 155

31. Marthaler TM, Petersen PE. A fluoretação do sal - uma alternativa na prevenção automática da cárie dentária. IntDentJ. 2005;55(6):351-8..

32. Yeung CA. Efficacy of salt fluoridation (Eficácia da fluoretação do sal). Evid Based Dent. 2011;12(1):17-8.

33. Marthaler TM. Salt fluoridation in Europe, comparações com a América Latina. Amsterdam: Elsevier Science;2000 .

34. Banoczy J, Rugg-Gunn AJ. Milk-a vehicle for fluorides: a review. Arch Oral Res. 2006;2:415-26.

35. Banoczy J, Petersen PE, Rugg-Gunn AJ, editores. Milk fluoridation for the prevention of dental caries. 2a ed. Genebra: Organização Mundial da Saúde; 2009

36. Newbrun E. Dietary fluoride supplementation for the prevention of caries (Suplemento de flúor na dieta para a prevenção de cáries). Pediatr 1978;62:733-7.

37. Marino RJ, Villa AE, Weitz A, Guerrero S. Caries prevalence in a rural Chilean community after cessation of a powdered milk fluoridation program. J Public Health Dent. 2004;64:101-5.

38. Ketley CE, West JL, Lennon MA. The use of school milk as a vehicle for fluoride in Knowsley, UK; an evaluation of effectiveness. Commun Dent Health. 2003; 20:83-88.

39. Marino R, Villa A, Weitz A, Guerrero S. Prevalence of fluorosis in children aged 6-9 whoparticipated in a milk fluoridation programme in Codegua, Chile. Commun Dent Health. 2004; 21:143-148.

40. Marino R, Morgan M, Weitz A, Villa A. The costffectiveness of adding fluorides to milk-products distributed by the National Food Supplement Programme (PNAC) in rural areas of Chile. Commun Dent Health. 2007;24:75-81

41. Roberts MW, Keels MA, Sharp MC, Lewis JL. Fluoride supplement prescribing and dental referral patterns among academicpediatricians . J Pediatr.1998;101(1):1-4

42. Levy SM, Muchow G. Provider compliance with recommended dietary fluoride supplement protocol. Am J Public Health. 1992;82:281-283

43. Pendrys DG, Katz RV, Morse DE . Fluoride supplement use by children living in fluoridated communities (Utilização de suplementos de flúor por crianças que vivem em comunidades fluoretadas). J Dent Res. 1993;72:109-15.

44. Stecksen-Blicks C, Sjostrom I, Twetman S. Effect of long-term consumption of milk supplemented with probiotic lactobacilli and fluoride on dental caries and general health in preschool children: a cluster-randomized study. Caries Res. 2009;43:374-81

45. Petersson LG, Magnusson K, Hakestam U, Baigi A, Twetman S. Reversal of primary root caries lesions after daily intake of milk supplemented with fluoride and probiotic lactobacilli in older adults. Ata Odontol Scand. 2011;69:321-7

46. Zahlaka M, Mitri O, Munder H, Mann J, Kaldavi A, Galon H et al. The effect of fluoridated milk on caries in Arab children. Results after 3 years. Clin Prev Dent. 1987; 9:23-25.

47. Riordan P J. Fluoride supplements in caries prevention: a literature review and proposal for a new dosage schedule. J Public Health Dent.1993; 53: 174-189.

48. Ismail Al. Fluoride supplements: current effectiveness, side effects and recommendations (Suplementos de flúor: eficácia atual, efeitos secundários e recomendações). Community Dent Oral Epidemiol. 1994; 22: 164-172

49. Schlesinger ER. Dietary fluorides and caries prevention.Am J Public Health.1965;55(8):1123-9.

50. Granath L E, Rootzon H, Liljegren E, Holst K, Kohler L. Variation in caries prevalence related to combinations of dietary and oral hygiene habits and chewing fluoride tablets in 4-year-old children. Caries Res. 1978;12:83-92.

51. Hellwig E, Lennon AM. Systemic versus topical fluoride. Caries Res. 2004 ;38(3):258-62.

52. 89.Ripa LW. A half-century of community water fluoridation in the United States: review and commentary. J Public Health Dent.1993; 53:17-44.

53. McDonagh M, Whiting P, Bradley M. A systematic review of public water fluoridation.Br Dent J. 2002 Ma;192(9):495-7.

54. Lemke CW, Doherty JM, Arra MC. Controlled fluoridation: The dental effects of discontinuation in Antigo, Wisconsin. J Am Dent Assoc .1970;80:782-786.

55. Fejerskov O, Thylstrup A, Larsen MJ: Utilização racional de fluoretos na prevenção de cáries: Um conceito baseado em possíveis mecanismos cariostáticos. Ata Odontol Scand. 1981;39:241-249

56. Clarkson J. A European view of fluoride supplementation. Br Dent J. 1992;172(9):357-.62

57. Estupinan SR, Baez RJ, Horowitz H *et al.* Salt flfl uoridation and dental caries in Jamaica. Community Dent Oral Epidemiol2001 29: 247-252.

58. Rugg-Gunn AJ, Al Mohammadi SM, Butler TJ. Effects of fluoride level in drinking water, nutritional status, and socio-economic status on the prevalence of developmental defects of dental enamel in permanent teeth in Saudi 14-year-old boys. Caries Res.1997;31(4):259-267

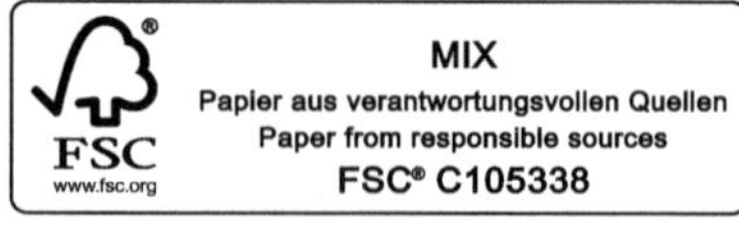

Printed by Books on Demand GmbH, Norderstedt / Germany